DR. MED. HEIKE KOVÁCS | ROGER RISSEL

Homöopathie

So heile ich mich selbst

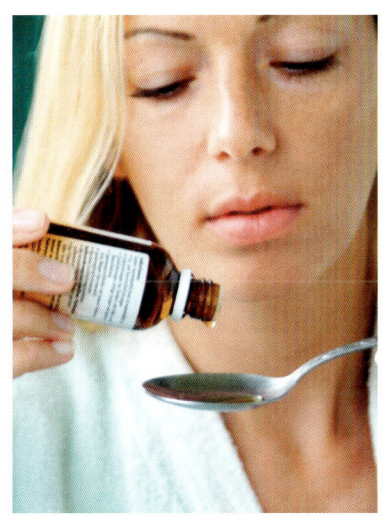

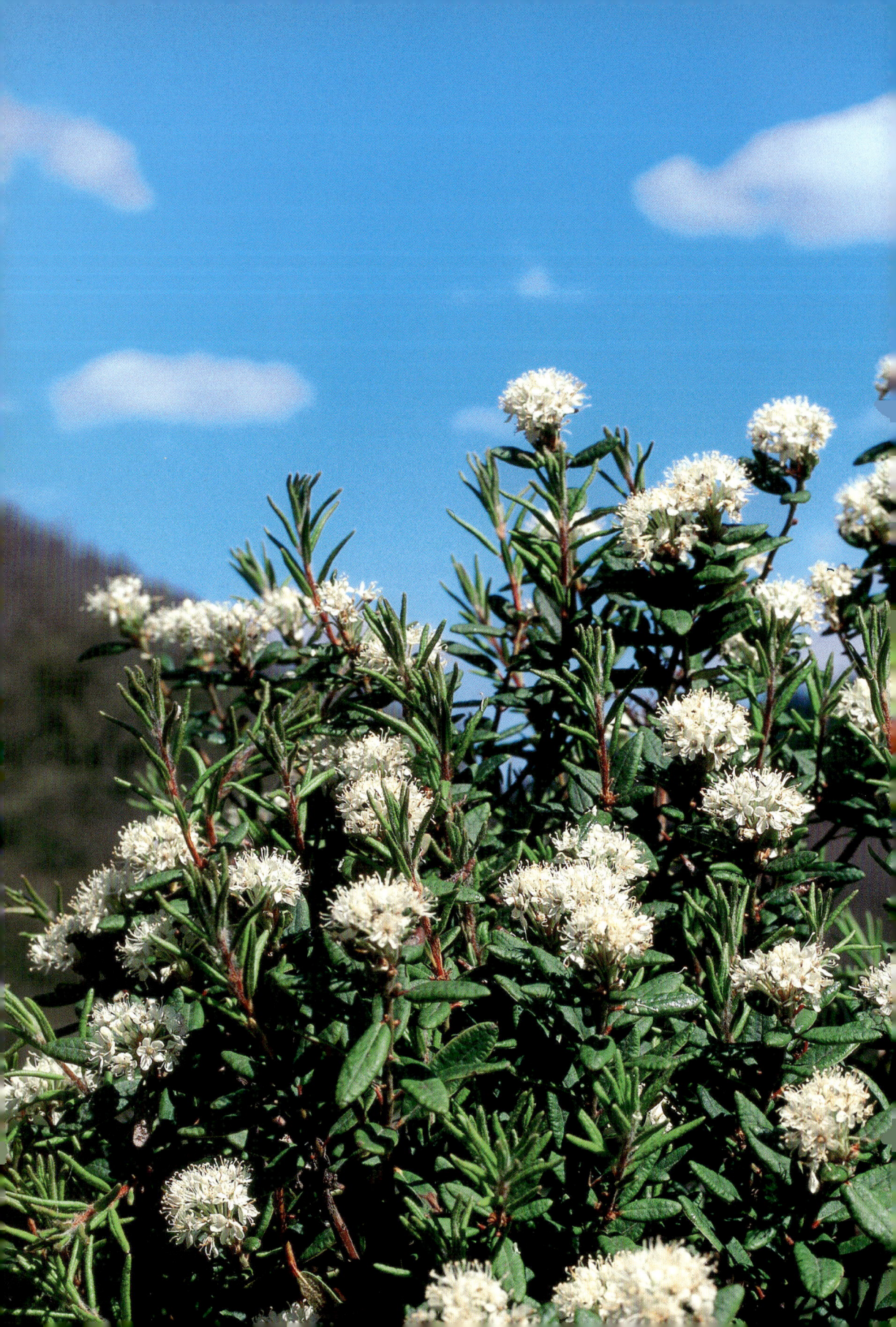

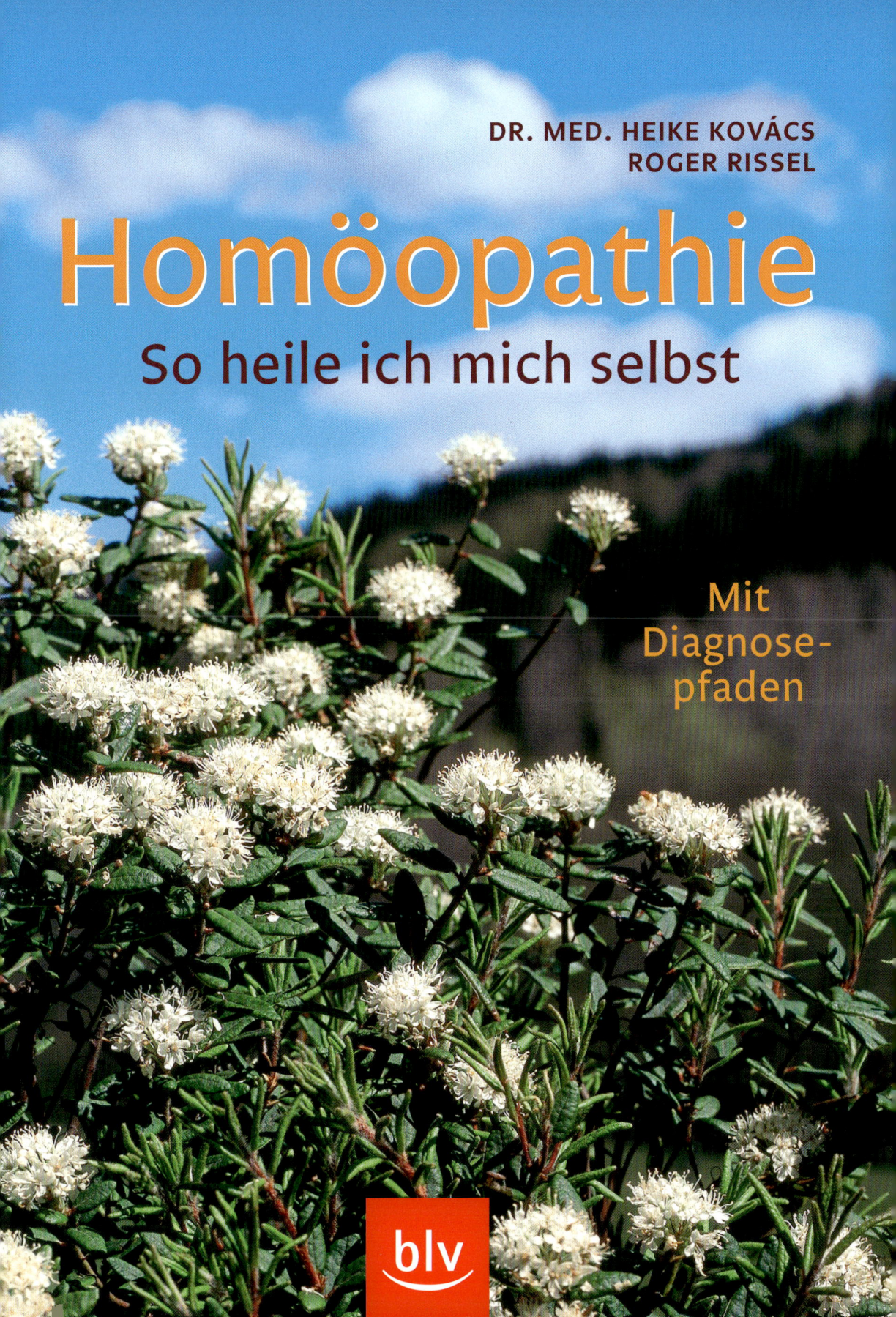

DR. MED. HEIKE KOVÁCS
ROGER RISSEL

Homöopathie

So heile ich mich selbst

Mit
Diagnose-
pfaden

blv

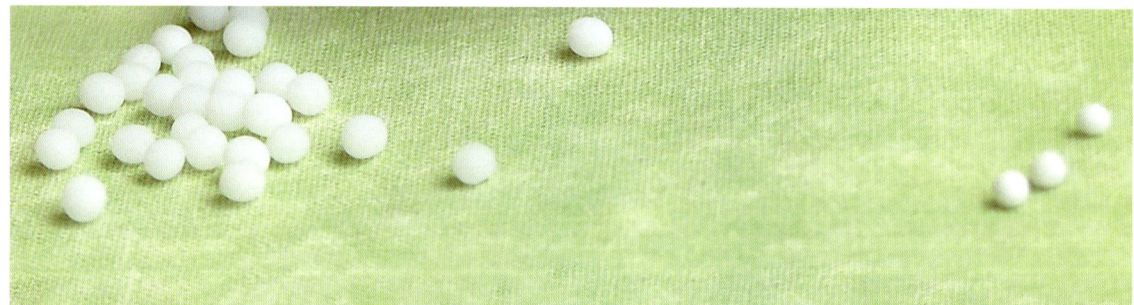

Inhalt

Der große Trend der kleinen Kügelchen

Vielleicht ist es Ihnen auch so ergangen: Vor einigen Jahren kamen Sie an einer Apotheke vorbei und lasen die beiden Schilder: »Allopathie« – »Homöopathie«. Möglicherweise klangen diese Worte für Sie damals sehr geheimnisvoll und ließen Sie nur vage vermuten, dass sich dahinter zwei große, unterschiedliche Methoden der Krankheitsbehandlung verbergen. Heute sind diese Begriffe für Sie mit großer Wahrscheinlichkeit aber keine böhmischen Dörfer mehr, und vor allem zum Thema Homöopathie verfügen Sie schon über einige Kenntnisse und Informationen. Kein Wunder, denn die Homöopathie erfreut sich seit Jahren zunehmender Beliebtheit und findet bei Ärzten, Heilpraktikern, Hebammen sowie auch zur Selbstanwendung immer mehr Verbreitung. Dieser Trend hat sich aus einem Umdenken bezüglich der eigenen Gesundheit und einem neuen Bewusstsein in Richtung sanfter Therapien entwickelt: So setzen über 60 Prozent der Bevölkerung lieber auf natürliche Heilmethoden, die sich als schonend und nebenwirkungsarm erweisen, als sich auf die teilweise recht eingreifenden Behandlungsverfahren der Schulmedizin zu verlassen. Vor allem die schulmedizinische Arzneimitteltherapie mit den nicht selten verabreichten »chemischen Keulen« macht vielen Patienten zu schaffen.

Sanftes Heilen

Zweifelsohne ist die Homöopathie faszinierend, und manchmal scheint sie gar mit fast magischen Kräften behaftet. So sind immer wieder Berichte von Patienten zu lesen, die nach jahrelangem, chronischem Leiden mit einer homöopathischen Therapie Heilung fanden. Auch Untersuchungen zu homöopathischen Behandlungen von Kleinkindern und Tieren erbrachten teilweise aufsehenerregende Ergebnisse. Trotzdem gibt es auch Kritik an dieser Behandlungsmethode: Die Wirkweisen homöopathischer Arzneien halten den wissenschaftlichen Studien nicht stand beziehungsweise bleiben den Beweis schuldig, dass sie überhaupt etwas im Körper bewirken. Oft wird von einem Placeboeffekt gesprochen, einer Reaktion wie von einem Scheinmedikament ohne jeglichen Wirkstoff. Nicht wenige Erklärungsversuche der Homöopathie verlieren sich in Hypothesen, manchmal sogar in reinen Spekulationen. Deshalb drängen sich immer wieder die gleichen Fragen auf: Wirkt Homöopathie wirklich? Und wenn ja, auf welche Weise? Was unterscheidet die Homöopathie von anderen Therapieverfahren? Ist sie grundsätzlich die sanftere Behandlungsmethode? Lässt sie sich uneingeschränkt zur Selbsttherapie anwenden?

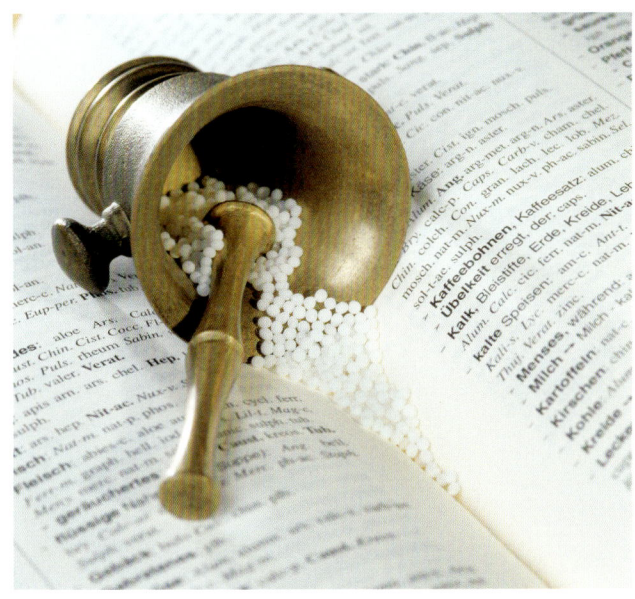

Der Heilkraft der kleinen weißen Kügelchen liegt ein über 200 Jahre altes Erfahrungswissen zugrunde.

Wir Autoren können mit Sicherheit nicht auf jede Frage, die zu dieser komplexen Lehre auftritt, eine Antwort geben. Aber wir können in diesem Ratgeber aufzeigen, wo wirklich handfeste wissenschaftliche Beweise über die Wirksamkeit vorliegen oder aber die Forscher immer noch im Dunkeln tappen. Wir können Ihnen das über 200 Jahre alte Erfahrungswissen nahebringen sowie von den unzähligen Beobachtungen und Erkenntnissen berichten, die Homöopathen während ihrer Therapiearbeit mit Patienten machten und machen. Wir können Ihnen darlegen, wo die Chancen der Homöopathie liegen, und auch ihre Grenzen aufzeigen. Schlussendlich können wir Ihnen veranschaulichen, wie und wann Sie selbst verantwortungsbewusst das Potenzial der Homöopathie nutzen können. In diesem Buch werden Sie angeleitet zu erkennen, welche Beschwerden Sie selbst gut behandeln können und wann Sie fachkundige Hilfe hinzuziehen sollten. Ein spezieller »Behandlungspfad« ermöglicht Ihnen, das passende Mittel (in der richtigen Dosierung) sicher zu finden. Mit der nötigen Umsicht in der Anwendung kann Ihnen so die Homöopathie helfen, Ihre eigene Gesundheit sowie die Ihrer Familie und insbesondere Ihrer Kinder wiederherzustellen und zu erhalten.

Heike Kovács und Roger Rissel

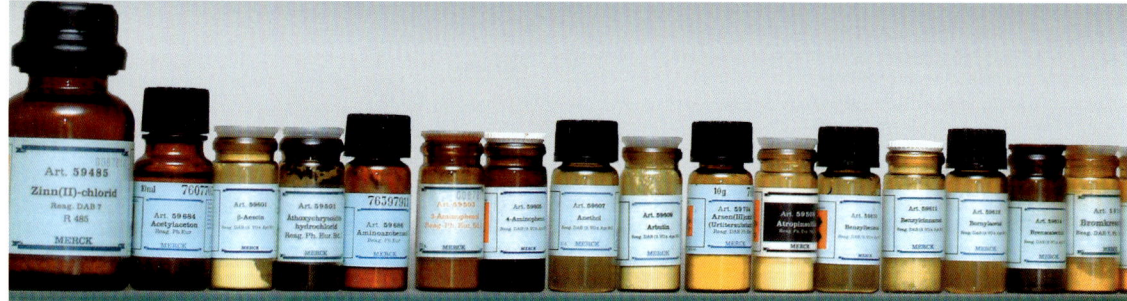

Faszination Homöopathie

Für die einen ist sie Hokuspokus,
für die anderen eine wunderbare
Heilkunst. Fest steht: Die Homöopathie übt große Anziehungskraft aus
und begeistert unzählige Menschen –
auch wenn vieles an ihr noch nicht
endgültig erforscht ist.

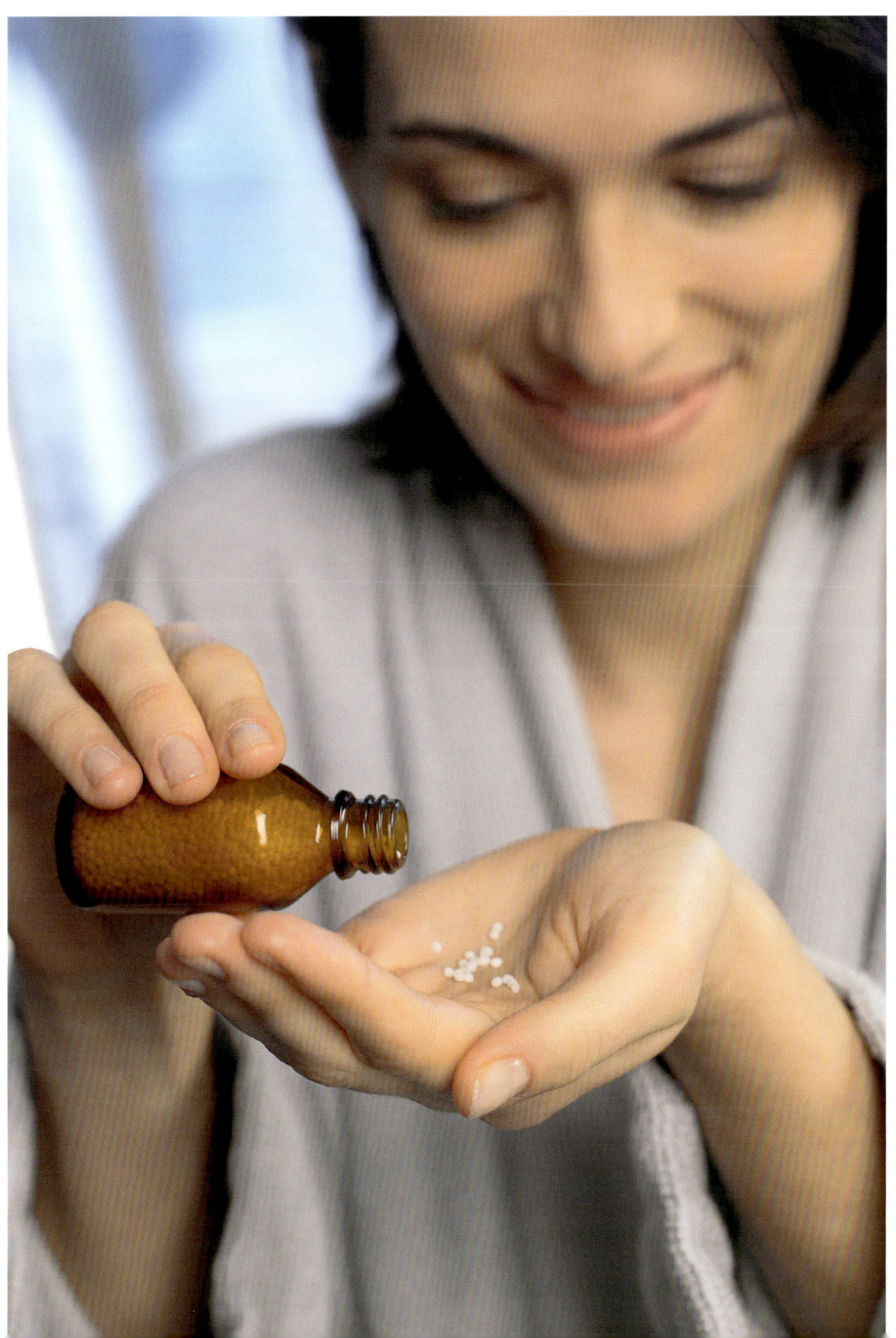

Was ist Homöopathie?

»Similia similibus curentur.« Dieser lateinische Satz heißt übersetzt: Ähnliches soll mit Ähnlichem behandelt werden. Er steht für ein besonderes Therapieprinzip, das im Jahre 1790 von dem deutschen Arzt und Apotheker Samuel Hahnemann (1755–1843) entdeckt wurde und die damals herrschenden Vorstellungen bezüglich der Arzneimitteltherapie völlig auf den Kopf stellte. Um wirklich zu verstehen, wie revolutionär Hahnemanns Ideen waren und welchen Umbruch sie bewirkten, lohnt sich ein Blick auf die Medizin, die zu dieser Zeit praktiziert wurde. Ärzte und Wissenschaftler glaubten damals, dass Krankheiten durch krankhaft veränderte Körpersäfte bedingt seien. Würde man die Patienten von ihren kranken Säften befreien, könne die Gesundheit wieder hergestellt werden, so schlussfolgerten sie. Deshalb wurden kranke Menschen »zur Ader gelassen«, oder aber man verabreichte ihnen Arzneimittel, um Erbrechen oder Durchfall hervorzurufen. Diese zumeist extrem eingreifenden Methoden führten häufig zu einer zusätzlichen Schwächung der Patienten.

Samuel Hahnemann stand der Medizin seiner Zeit kritisch gegenüber und schuf das Konzept einer völlig neuen Arzneimittellehre.

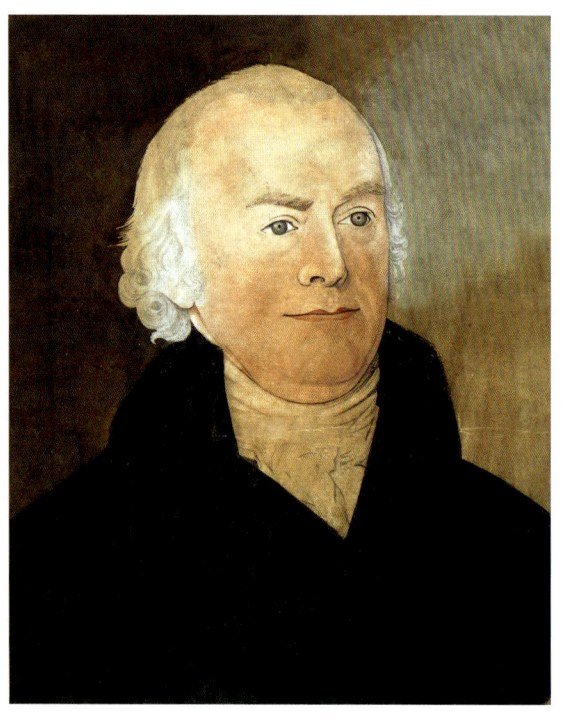

Samuel Hahnemann erkannte die Unsinnigkeit, ja sogar Gefährlichkeit dieser Maßnahmen und kritisierte ihre Anwendung. Er bemängelte die ständig wechselnden Krankheitstheorien, die fragwürdigen Behandlungsmethoden und das in weiten Teilen rein spekulative Arzneiwissen der damaligen Zeit.

Hahnemann forderte, Arzneimittel aufgrund der genauen Kenntnis der Wirkungen, die sie auf den Menschen haben, anzuwenden. Doch woher sollten diese Kenntnisse stammen? Wer oder was konnte hier Aufschluss geben? In den medizinischen Schriften der damaligen Zeit waren die Wirkungen von Pflanzen, Mineralien, Metallen und tierischen Stoffen beschrieben, die versehentlich von Menschen eingenommen, aus medizinischen Gründen angewendet oder gar mit Absicht verabreicht wurden, beispielsweise um jemanden umzubringen. Ein bekanntes Beispiel ist der Gefleckte Schierling, eine giftige Pflanze mit dem lateinischen Namen *Conium maculatum,* die im alten Griechenland offiziell zur Tötung von Staatsfeinden verwendet wurde. Die toxische Wirkung von Arsen ist ebenfalls aus alten Kriminalromanen hinlänglich bekannt. Und schließlich weiß jeder, der einmal von einer Biene gestochen wurde, welch unangenehme und vor allem schmerzhafte Reaktionen das Insektengift im Körper hervorzurufen vermag. Doch auch zahlreiche andere, harmlosere Stoffe des täglichen Lebens lösen mehr oder weniger stark spürbare Effekte aus. So kann Kaffeegenuss den Puls beschleunigen, Aufgeregtheit und Schlaflosigkeit bewirken, beim Zwiebelschneiden fangen die Augen an zu tränen, und stärkerer Salzkonsum macht durstig.

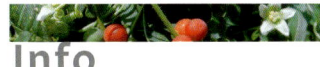

Info

Hahnemanns reichhaltiges Forscherleben stand im Geiste der Aufklärung. Neben der Begründung der Homöopathie betätigte er sich als Hygieniker und Diätetiker. Das von ihm verfasste »Apothekerlexikon« blieb über Jahrzehnte ein Standardwerk in der Pharmazie.

Die vier großen Innovationen in der Arzneilehre

1. Die Prüfung der Arzneiwirkungen

Samuel Hahnemann begann also, systematisch zahlreiche Stoffe auf ihre Wirkung zu untersuchen – allerdings nicht an kranken Menschen, da bei ihnen oft schon mehrere Krankheitssymptome bestehen und so keine genaue Unterscheidung mehr möglich ist. Stattdessen griff der Pionier der Homöopathie die Idee eines seiner Zeitgenossen auf, gezielt Arzneistoffe am gesunden Menschen zu prüfen. Dazu nahm Hahnemann selbst kleine Mengen einer Arznei ein, beobachtete, welche Wirkungen sich bei ihm einstellten, und schrieb diese sorgfältig auf. Nach und nach führten auch andere Homöopathen an sich und ihren Familienmitgliedern solche Prüfungen durch. Da die Mengen der Arzneien nur ganz klein waren, konnten sie die vorübergehenden Krankheitssymptome genau beobachten, ohne dabei gesundheitlichen Schaden zu nehmen.

2. Die Erhebung der Krankengeschichte

Eine differenzierte Betrachtung von Krankheiten existierte zu Hahnemanns Lebzeiten so gut wie noch nicht. So waren beispielsweise Viren und Bakterien als Krankheitserreger noch nicht entdeckt, und auch über die Vererbung von Erkrankungen wusste man kaum etwas.

Stattdessen erfanden die Gelehrten zahlreiche Theorien zu den Ur-sachen von Krankheiten – beispielsweise die bereits erwähnte Vor-stellung von den kranken Säften. Diese Theorien entbehrten jedoch jeglicher wissenschaftlicher Grundlage, und so forderte Hahnemann, das von Krankheiten Wahrnehmbare genau zu erforschen, das heißt die auftretenden Symptome zu beobachten, zu erfragen und sorg-fältig zu notieren. Diese Forderung scheint aus heutiger Sicht selbst-verständlich, denn genau das erleben Patienten, wenn sie zu einem guten Therapeuten gehen. Die Krankenanamnese, wie es in der Fachsprache heißt, ist in der modernen Medizin unabdingbare Vor-aussetzung dafür, eine richtige Diagnose stellen und anschließend eine passende Behandlung durchführen zu können.

In der Homöopathie bilden die möglichst detailliert erfassten Krank-heitssymptome eines Patienten ebenfalls die Grundlage, um ein homöopathisches Arzneimittel sicher auswählen zu können. Dabei spielen sowohl die Symptome des Körpers als auch Veränderungen im Gemütsbereich, soweit deutlich erkennbar, eine große Rolle. Der Wissenschaftler Hahnemann entwickelte aus der genauen Beobach-tung der Krankheitssymptome eine erste Systematik der Krankhei-ten. Vereinfacht gesagt, traf er zunächst die Einteilung in akute und chronische Krankheiten und machte auf notwendige Unterschiede in der Behandlung aufmerksam.

3. Die Auswahl des passenden Mittels

Der Begriff Homöopathie setzt sich aus den griechischen Worten »homoion« = ähnlich und »pathos« = Leiden zusammen. Mit seinen umfassenden Beobachtungen und Untersuchungen hatte Samuel Hahnemann herausgefunden, dass eine homöopathische Arznei eine der natürlichen Krankheit ähnliche, künstlich erzeugte Krankheits-symptomatik im menschlichen Organismus hervorrufen kann. Diese, durch die Arznei bewirkten, kaum wahrnehmbaren Symptome ver-mögen die Beschwerden, unter denen ein Patient leidet, zu beseiti-gen und so die natürliche Krankheit zu heilen. Ein Beispiel: Ein ge-sunder Mensch nimmt den homöopathischen Arzneistoff Coffea ein. Dabei handelt es sich um eine Zubereitung aus der ungerösteten Kaffeebohne. Nun werden sich – je nach individueller Empfindlich-keit beim einen Menschen mehr, beim anderen weniger – typische Krankheitssymptome entwickeln: Er ist geistig und körperlich erregt, kann nicht schlafen, wird von einer Gedankenflut überschwemmt, ist überempfindlich gegen äußere Reize, hat Kopfschmerzen, Herzklop-fen, Schweißausbrüche. Wenn ein Kranker zu Samuel Hahnemann kam, der an genau diesen Symptomen litt, wusste der Mediziner, dass Coffea – entsprechend des Leitsatzes »similia similibus curentur« – für ihn das geeignete Mittel sein würde, und verordnete es erfolgreich.

4. Die Gabe fein abgestimmter Arzneimengen

Mit diesen drei Säulen – der Arzneimitteltestung, der Erstellung einer umfassenden Krankenanamnese und der Auswahl von passenden Arzneien nach der Ähnlichkeitsregel – hatte Samuel Hahnemann die Grundlagen für sein revolutionäres Therapieprinzip geschaffen. Nun blieb für ihn nur noch die Frage offen: Wie es gelingen könne, dass von den vielen Symptomen, die eine Arznei hervorbringen kann, bei der Therapie eines Erkrankten nur diejenigen wirksam werden, die zur Heilung dienen. Dieses Problem löste der Forscher mit einem ausgeklügelten Dosierungssystem, das es ermöglicht, homöopathische Arzneien in der notwendigen kleinen Menge zu verabreichen. Dazu entwickelte Hahnemann, nachdem er anfänglich die Arzneien verdünnte und davon nur kleinste Mengen hatte einnehmen lassen, das Verfahren der Potenzierung. Beim Potenzieren werden die Arzneien schrittweise nach festgesetzten Regeln mit Milchzucker verrieben oder mit Alkohol-Wasser-Gemischen verdünnt und verschüttelt. Dabei verwandeln sich ursprünglich giftige Substanzen wie etwa Tollkirschen, Arsen, Phosphor, Quecksilber oder Schlangengifte zu Heilmitteln für die homöopathische Therapie. Gifte können aufgrund dieses Verfahrens keine Vergiftungen mehr bewirken, und bei vielen Arzneistoffen wird das differenzierte Wirkspektrum erst verfügbar. Die Arzneianwendung in »kleinen Gaben« bildet die vierte Säule, auf welcher die Homöopathie gründet. Ihr liegt die Erfahrung zugrunde, dass eine homöopathisch gewählte Arznei in sanfter und schonender Weise eine Genesung herbeiführen kann, wenn sie in sehr kleiner Dosis gereicht wird. Fallen die Arzneigaben hingegen zu groß aus, kann es zu einer vorübergehenden Verstärkung der Krankheitssymptome kommen, oder es treten nicht erwünschte weitere Effekte – sogenannte Nebenwirkungen – auf. Je genauer eine Arznei

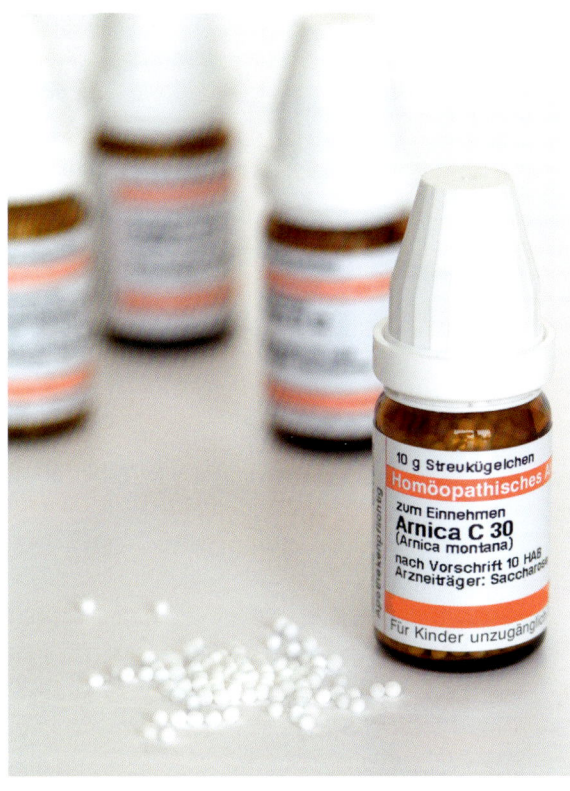

Die homöopathische Arznei Arnica passt, wenn ihr Arzneimittelbild mit den Symptomen des Erkrankten übereinstimmt.

ausgewählt und je exakter die Dosierung getroffen wird, desto schneller und sanfter ist der Heilungsprozess, der durch sie in Gang gesetzt wird. Diesem Prozess kommt zugute, dass bei einem Erkrankten offensichtlich gerade die gewünschten und benötigten Wirkungen der Arznei besonders wirksam werden. Dieses Phänomen erklären Homöopathen mit einer erhöhten Sensibilität des erkrankten Organismus. So scheinen erkrankte Organe oder Teile des Körpers eine höhere Empfindlichkeit zu entwickeln und dann besonders gut auf die Arznei anzusprechen, die zur Krankheit einen Ähnlichkeitsbezug hat.

Inwieweit homöopathische Arzneien wirklich die Gesundheit wiederherzustellen vermögen, wird – wie Sie ja schon im Vorwort dieses Buches erfahren haben – ausgesprochen kontrovers diskutiert. Vor allem die hoch potenzierten Homöopathika rufen immer wieder Kritiker auf den Plan, insbesondere weil bis heute ein naturwissenschaftlicher Beleg für den Wirkmechanismus der kleinen Arzneigaben fehlt. Wie die Potenzierung funktioniert, was die Befürworter zu dieser Methode sagen und welche Argumente die Kritiker ins Feld führen, erfahren Sie ab S. 19.

Samuel Hahnemann: der Mann, der die Heilkunst revolutionierte

Homöopathie bedeutet so viel wie »Heilen mit Ähnlichem« und steht im Gegensatz zur Allopathie, der Heilung mit entgegengesetzt Wirkendem. Dieses besondere Behandlungskonzept entwickelte der deutsche Arzt und Apotheker Samuel Hahnemann. Hahnemann wird am 10. April 1755 in Meißen geboren. Nach dem Studium der Humanmedizin in Erlangen lässt er sich als praktischer Arzt nieder. Aus der Ehe mit der Apothekertochter Johanna Leopoldine Henriette Küchler gehen acht Töchter und ein Sohn hervor. Im Jahre 1812 habilitiert sich Samuel Hahnemann an der Universität Leipzig und hält neben seiner praktischen Tätigkeit als homöopathisch behandelnder Arzt sieben Jahre lang Vorlesungen über Homöopathie. 1830 stirbt Hahnemanns Frau. 1835 zieht der Nestor der Homöopathie mit seiner zweiten Frau, der französischen Künstlerin Mélanie D'Hervilly, nach Paris um und betreibt dort ebenfalls eine Praxis. 1843 stirbt Hahnemann mit 88 Jahren und wird auf dem Friedhof von Montmartre beerdigt.

Homöopathie und Allopathie

Der Begriff Allopathie stammt ebenfalls aus dem Griechischen und setzt sich aus den Worten »allos« = verschieden und »pathos« = Leiden zusammen. Streng genommen ist mit Allopathie jede nichthomöopathische Therapie gemeint. Im allgemeinen Sprachgebrauch wird der Begriff aber oft auch mit schulmedizinischer Behandlung gleichgesetzt. Bilden nun Homöopathie und Schulmedizin ein klassisches Gegensatzpaar mit kontroversen Anschauungen und unüberwindlichen Diskrepanzen, oder lassen sich auch Gemeinsamkeiten finden? Neben Operationen, Krankengymnastik, diätetischen Maßnahmen und anderen therapeutischen Anwendungen spielt auch in der Schulmedizin die Gabe von Arzneimitteln eine wesentliche Rolle. Insofern gibt es hier eine Parallele zur Homöopathie.

Die Pharmakotherapie (die medikamentöse Behandlung des Patienten) der modernen Medizin unterteilt sich in verschiedene Bereiche. Zum einen werden körpereigene Stoffe verabreicht, wenn der Organismus nicht oder nur unzureichend in der Lage ist, diese selbst zu produzieren. Bekannte Beispiele sind die Gabe von Schilddrüsenhormonen bei einer Schilddrüsenunterfunktion oder die Injektion von Insulin, um einen Mangel dieses Bauchspeicheldrüsenhormons auszugleichen und ein reibungsloses Funktionieren des Zuckerstoffwechsels zu gewährleisten. Andere Pharmazeutika wie etwa Antibiotika oder antivirale Arzneien sind nicht direkt auf die körpereigenen Systeme gerichtet, sondern dienen dazu, Krankheitserreger wie Bakterien oder Viren auszuschalten. Wieder andere Arzneimittel sollen helfen, bestimmte Krankheitssymptome und Beschwerden zu lindern. Hier können die beiden Therapieformen verglichen werden, und es zeigt sich der Unterschied zwischen Schulmedizin und Homöopathie, wie folgendes Beispiel veranschaulicht: Ein Patient leidet an Neurodermitis. Die Haut ist entzündet, juckt und schmerzt. Der

In der Apotheke erhalten Sie die Arzneien der modernen Medizin sowie die Arzneimittel der Homöopathie und der Pflanzenheilkunde.

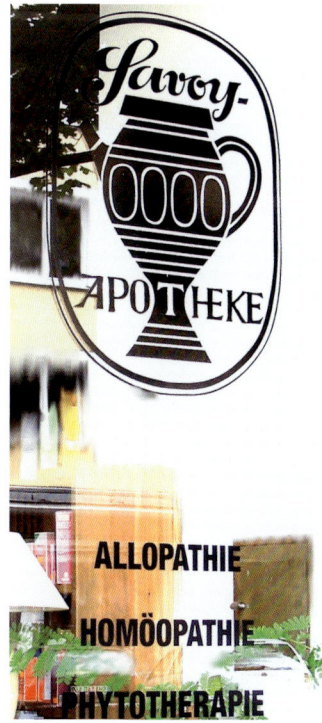

schulmedizinisch orientierte Arzt verordnet eine Salbe, z. B. mit Cortison. Solange der Kranke die Salbe anwendet, wird die Entzündung weitgehend gehemmt, und der Patient spürt Linderung. Trägt er sie aber nicht mehr auf, treten die Ekzeme wieder schlimmer hervor. Konsultiert dieser Patient nun einen homöopathischen Arzt oder Heilpraktiker, wird seine Therapie anders aussehen. Der Homöopath erhebt eine detaillierte Krankengeschichte, lässt sich alle Beschwerden genau beschreiben und wählt danach das individuell passende Mittel aus. Dabei handelt es sich um eine Arznei, die selbst die Kraft hat, Ekzeme sowie gegebenenfalls andere Symptome hervorzurufen, und zwar in möglichst ähnlicher Form. Entspricht das homöopathische Mittel in seinem »Arzneimittelbild« ziemlich genau der vom Patienten erlebten Krankheit, vermag es – aus homöopathischer Sicht –, den gestörten Prozess an der Haut wieder ins Lot zu bringen. Dieser Unterschied zwischen der schulmedizinischen und der homöopathischen Arzneimittelanwendung findet sich bei fast allen Krankheiten. Klagt ein Patient beispielsweise über Kopfschmerzen, rät ein Schulmediziner mit großer Wahrscheinlichkeit zu einem Schmerzmittel, etwa mit den Wirkstoffen Parazetamol oder Acetylsalicylsäure. Ist jemand an Durchfall erkrankt, wird der schulmedizinische Arzt Mittel verordnen, die den Durchfall stoppen und die Reizung der Darmschleimhaut verringern. Der Homöopath hingegen sucht nach Arzneien, die selbst Kopfschmerzen oder Durchfall verursachen können. Dabei sind für den Homöopathen bezüglich der Arzneimittelwahl nicht nur die Hauptsymptome, sondern auch weitere Umstände von Bedeutung. Relevanz für die homöopathische Therapie hat beispielsweise die Frage, wann die Erkrankung genau aufgetreten ist und ob sie sich möglicherweise auch noch an anderen Organen niedergeschlagen hat. Die Homöopathie erfasst so die Ganzheit eines kranken Menschen, seine körperlichen Zeichen, seine Veränderungen an Geist und Seele, seine Reaktionen auf Witterungseinflüsse sowie Faktoren aus seinem sozialen Umfeld.

Therapie der Krankheit und nicht einzelner Symptome

Die Arzneien der Schulmedizin wirken den Krankheitssymptomen entgegen. Allerdings können sie das nur so lange, wie ihre Wirkung anhält. Die Arznei muss deshalb immer weiter eingenommen werden, so lange, bis die Krankheit von alleine zu Ende geht. Dies ist bei der Homöopathie anders. Das Arzneimittel erzeugt eine ganz ähnliche Krankheit, mit den Beschwerden, an denen der Kranke leidet. Dadurch setzt sie Prozesse im Organismus in Gang, welche die Krankheit vollständig ausheilen.

Was haben Homöopathie und Pflanzen-heilkunde gemeinsam?

Die Anwendung von Pflanzen zu Heilzwecken blickt auf eine lange Tradition zurück. Schon im alten China, in Indien, Ägypten, in der griechischen und römischen Antike sowie in der Naturmedizin der Schamanen finden sich zahlreiche Aufzeichnungen über die thera-peutische Wirkung verschiedener Pflanzen. Auch in der Klostermedi-zin nahm die Phytotherapie – so der medizinische Fachausdruck – einen hohen Stellenwert ein. So untersuchte die berühmte Äbtissin Hildegard von Bingen Hunderte von Pflanzen auf ihre Fähigkeit, Be-schwerden zu lindern und eine Genesung herbeizuführen. Diese Erkenntnisse schrieb sie in ihrem großen Werk »Causae et Curae« (Ursachen und Heilungen) nieder.

Früher wurden Heilpflanzen also in erster Linie aufgrund guter Erfah-rungen bei der Anwendung für bestimmte Beschwerden eingesetzt. Deshalb spricht man bezüglich der Phytotherapie auch von Erfah-rungsheilkunde. Auch in der Homöopathie werden zahlreiche Arz-neistoffe aus Pflanzen hergestellt. So nehmen klassische Heilkräuter wie Kamille, Arnika, Johanniskraut oder Ringelblume in der homöo-pathischen Therapie ebenfalls einen wichtigen Platz ein. Im Unter-schied zur Phytotherapie wird bei der Homöopathie die Arznei je-doch nicht aufgrund gemachter Erfahrungen mit der Anwendung ausgewählt, sondern – wie Sie jetzt schon wissen – aufgrund ihres speziellen Effektes, selbst ähnliche Krankheitszeichen auszulösen. Das be-deutet, dass beispielsweise bei Ma-genbeschwerden nicht etwa Kamille oder Fenchel als bewährtes Kraut – etwa als Teezubereitung – empfohlen wird. Stattdessen verabreicht der Homöopath entsprechend den vom Patienten genannten Beschwerden ein Arzneimittel, das selbst ähnliche Symptome hervorrufen kann. Diese Arznei wird außerdem in einer beson-deren Zubereitung, den Arzneipoten-zen, gegeben, und zwar als Tropfen oder Globuli.

Die Heilpflanze Arnika hat sowohl in der Phytotherapie als auch in der Homöopathie ein ähnliches Anwendungs-spektrum.

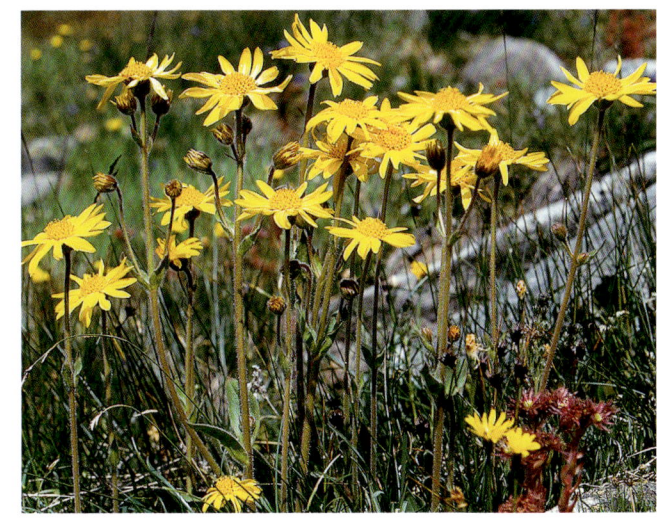

Was sind Konstitutionsmittel?

Der Begriff Konstitution stammt aus dem Lateinischen und heißt wörtlich übersetzt: constitutio = Zusammensetzung, Anordnung. Im medizinischen Sprachgebrauch meint Konstitution, dass sich die Menschen bezüglich ihrer körperlichen Merkmale, ihrer Wesensart und ihren charakteristischen Verhaltensweisen voneinander unterscheiden. Die ersten Einteilungen in bestimmte »Konstitutionstypen« fanden sich bei den Urvätern der Medizin, Hippokrates und Galen. Jahrhunderte später erlangte die Konstitutionstypologie des Tübinger Psychiaters Ernst Kretschmer (1888–1964) mit der Unterscheidung in Leptosome, Pykniker und Athleten große Bekanntheit.

Konstitution in der Homöopathie

In der Homöopathie spielt die konstitutionelle Erscheinung eines Menschen ebenfalls eine Rolle. Viele Homöopathen, sogar Hahnemann selbst, machten die Beobachtung, dass bestimmte »Typen«, die sich in Temperament, Wesen und Verhalten ähnlich sind, auf bestimmte Arzneimittel besonders gut ansprechen.

Vorteile

Mit den speziellen Stoffen ließen sich sehr gute Behandlungsergebnisse erzielen. So entstanden die homöopathischen Konstitutionsmittel, die nicht nur auf einzelne Organsysteme, sondern auf das ganze Individuum einwirken. So wurde in der homöopathischen Konstitutionslehre beispielsweise der Nux-vomica-Typ als ein Mensch charakterisiert, der viel im Büro sitzt, sich wenig bewegt, wenig an die frische Luft kommt, häufig gereizt ist, sehr oft friert und nach Genussmitteln wie Kaffee am Tag und Alkohol am Abend verlangt. Außerdem neigt er häufig zu Überarbeitung, Erschöpfung, Schlafstörungen und chronischer Verstopfung. Wenn der Homöopath ein bestimmtes Konstitutionsmittel im körperlichen und seelischen Ausdruck eines Patienten erkennt, verordnet er diese Arznei und verspricht sich davon eine umfassende Wirkung. Der Effekt kann frappierend sein und – gleich einer Kettenreaktion – nicht nur die Hauptsymptome, sondern eine Vielzahl anderer darüber hinaus bestehender Beschwerden heilen.

Bitte beachten!

Die Konstitutionstherapie sollte keinesfalls vom homöopathischen Laien durchgeführt werden, sondern gehört ausnahmslos in die Hand eines Therapeuten. Bei dem Vergleich der Arzneimittel mit bestimmten Menschentypen, seinen entsprechenden Verhaltensweisen und Charakterzügen, kommt es häufig zu einer Vereinfachung der Homöopathie, die in der Praxis nur ausnahmsweise taugt. Die Persönlichkeitsmerkmale oder der Körperhabitus eines Menschen sind mit Sicherheit nicht das, was zu behandeln ist. Es geht in der homöopathischen Therapie immer um die individuelle Ausprägung einer Krankheit. Um eine erfolgreiche Anwendung der Homöopathie zu gewährleisten, muss es deshalb oberstes Ziel sein, die Arznei zu finden, die im individuellen Fall benötigt wird. Die Zuordnung zu konstitutionellen Arzneimitteltypen wird diesem für die Homöopathie so entscheidenden Sachverhalt der »individuellen Krankheitsbetrachtung« oft nicht gerecht.

Nur in seltenen Fällen können äußere Merkmale als Entscheidungshilfe dienen.

Was bedeutet Potenzierung?

Ein wichtiges Verfahren der Homöopathie ist die sogenannte Potenzierung der Arzneigrundstoffe. In der Vorstellung von Laien werden dabei Urtinkturen wie z. B. Pulsatilla, die Küchenschelle, extrem »verdünnt«. Allerdings erklären Homöopathen, dass es sich bei dieser Form der Arzneimittelgewinnung nicht um eine einfache Verdünnung durch Zugabe von Flüssigkeit handelt. Im Gegenteil: Die Potenzierung folgt ganz komplexen Regeln: Für Pulsatilla C6 beispielsweise gehen homöopathische Arzneimittelhersteller folgendermaßen vor: Sie nehmen 1 Tropfen der Urtinktur und mischen ihn mit 99 Tropfen Alkohol-Wasser-Gemisch. Dann schütteln sie die Mischung 10-mal (intensiv), indem sie das nicht vollständig gefüllte Fläschchen kräftig auf eine elastische Unterlage aufschlagen. Es entsteht Pulsatilla C1. Dieser Lösung entnehmen sie erneut 1 Tropfen, mischen ihn wieder mit 99 Tropfen Alkohol-Wasser-Gemisch und schütteln wieder 10-mal. Nun heißt die Zubereitung Pulsatilla C2. Setzt man den Vorgang noch 4-mal fort, ist die Potenzierungsstufe C6 erreicht. Die Potenzierung führte Samuel Hahnemann in die homöopathische Lehre ein. Der Name C-Potenz leitet sich von C für »centum« ab, dem lateinischen Wort für 100. Später brachte ein anderer Homöopath ein etwas geändertes Potenzierungsverfahren ein: Statt 1:100 wie bei den Centesimalpotenzen verdünnte er 1:10, ebenfalls mit je 10 Schüttelschlägen, und nannte diese Potenzart Dezimalpotenzen (D-Potenzen), angelehnt an das lateinische Zahlwort »decem«. D-Potenzen sind fast nur in Deutschland gebräuchlich. Gegen Ende seines Lebens brachte Samuel Hahnemann noch die sogenannten LM-Potenzen in die homöopathische Lehre mit ein. Sie werden auch als Q-Potenzen bezeichnet entsprechend dem lateinischen Zahlwort »quinquagintamilla« und folgen einem Potenzierungsverhältnis von 1:50 000. Diese neue Potenzart ist, je nach

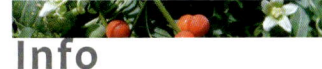

Info

In der praktischen Anwendung sind die Dezimal- und Centesimalpotenzen am gebräuchlichsten.

Hersteller, mit der Bezeichnung LM oder Q in Apotheken erhältlich. (Die Bezeichnung LM wurde nicht ganz folgerichtig für die Zahl 50 000 verwendet.) Alle Potenzarten werden erfolgreich in der Praxis eingesetzt.

Höhere Potenz, stärkere Wirkung?

Im Rahmen dieser Herstellungsart tritt ein interessantes Phänomen auf: Homöopathen wissen aus Erfahrung, dass eine homöopathische Arznei sich als umso wirkungsvoller erweist, je höher sie potenziert ist. Durch den speziellen Bearbeitungsvorgang soll sich die Heilkraft der Ursubstanz also nicht abschwächen, sondern noch verstärken. Ein Globulus mit Natrium chloratum C30 (Kochsalz) wirkt demnach umfassender und anhaltender im Organismus als einer mit Natrium chloratum D6. So setzen Homöopathen die Hochpotenzen bevorzugt bei chronischen Krankheiten ein. Zur Selbstmedikation sollten nur Arzneipotenzen bis höchstens C30 angewendet werden (mehr dazu ab S. 70).

Die besondere Wirkweise der Homöopathie scheint vielen völlig paradox und löst bei einer großen Zahl von Kritikern Unverständnis aus. Was die Gemüter so erregt und die Fachwelt sich die Köpfe heiß reden lässt, ist die Überzeugung, dass Mittel, die rechnerisch keinen materiellen Wirkstoff mehr enthalten, auch keinerlei therapeutischen Effekt haben können. Naturwissenschaftlich geprägte Mediziner werfen an dieser Stelle den Homöopathen Unwissenschaftlichkeit vor, denn in ihrem Denksystem gibt es nur messbare Größen. Da aber 1 Tropfen Belladonna C30 mit keinem Messinstrument der Welt erfassbar ist, hat er für die Schulmedizin keine Existenz und in logischer Konsequenz auch keinen Nutzen als Therapiemittel. Dass es aber jenseits der Moleküle auch eine Wirkung geben könnte, wir diese vielleicht aber einfach nur noch nicht »wissen«, wird in diesem Zusammenhang allerdings nicht bedacht.

Zauberei, Humbug, Scharlatanerie?

Die Potenzierung – kaum ein Phänomen sorgt also für so viel Furore innerhalb einer wissenschaftlichen Disziplin und ist Nährboden für Expertendiskussionen. Die Ursubstanzen der homöopathischen Medikamente – etwa Aconitum, der Eisenhut, oder Belladonna, die Tollkirsche – durchlaufen dabei einen speziellen Prozess, sodass zuletzt tatsächlich nur noch verschwindend geringe Mengen oder gar nichts mehr von dem Ausgangsstoff vorhanden ist. Ein Beispiel, das zur Erklärung der Unwirksamkeit dieses homöopathischen Herstel-

lungsverfahrens gerne angeführt wird: In einem Fläschchen Belladonna D12 ist ungefähr so viel von der Ursubstanz der giftigen Tollkirsche enthalten, als hätten Sie 1 Tropfen davon in den Bodensee
fallen lassen und dann an der anderen Uferseite Ihr Fläschchen damit
gefüllt. Dass von der Gabe Bodenseewasser keine Wirkung der Arznei
auf den Menschen zu erwarten ist, bestreitet kein Homöopath. Die
Verfechter der Hahnemann'schen Lehre halten den Kritikern entgegen, dass dieser Vergleich unangemessen sei. Beim Potenzieren
werde schrittweise verschüttelt oder verrieben, und die Wirksamkeit
dieser Arzneizubereitung sei in der Praxis vielfach erwiesen.

Homöopathie in der wissenschaftlichen Forschung

Dass die hohen Potenzen Wirkungen zeigen, versuchten in der Ver-
gangenheit einige Wissenschaftler zu beweisen. Besonders interes-
sante – doch auch wieder kontrovers diskutierte – Ergebnisse erbrachten in jüngerer Zeit Forscher von der Universität Leipzig: In
einer bewährten Versuchsanordnung maßen sie die Wirksamkeit
reiner Atropin-Verdünnungen gegenüber Atropin-Potenzen (Atropin
ist der Hauptwirkstoff von *Atropa belladonna*, der Tollkirsche). Zur
Erinnerung: Bei bloßer Verdünnung wird die Ursubstanz einfach mit
Wasser gemischt, bei der Potenzierung hingegen schrittweise verdünnt und geschüttelt. Die reinen Verdünnungen zeigten mit Ab-
nahme der Wirkstoffmenge einen zunehmend geringeren Effekt – bis
hin zur völligen Wirkungslosigkeit. Bei den Atropin-Potenzen hingegen war eine Wirkung auch bei Potenzen wie D30 und D60 noch
messbar. Nachdem diese Ergebnisse zunächst als wissenschaftliche
Sensation gefeiert wurden, ernteten die Forscher schon kurze Zeit
später heftige Vorwürfe von einigen ihrer Kollegen. Das Experiment
habe nicht wissenschaftlichen Standards entsprochen, die Studie
weise zahlreiche Lücken auf, und die Resultate würden sogar den
bestehenden physikalischen Gesetzen widersprechen. Eine weitere
Untersuchung, um die Argumente der Kritiker zu entkräften und die
Ergebnisse abzusichern, konnte leider nicht erfolgen, da eine Über-
prüfung der Studienresultate in einem anderen Institut mit anderen
Wissenschaftlern bisher nicht möglich war.
Leider gibt es noch kein konkretes Modell, das es ermöglicht, die
Wirkungsweise potenzierter Arzneimittel zu verstehen. Allerdings
gibt es in unserer Welt viele Phänomene, die sich jeglichem wissen-
schaftlichen Nachweis, ja sogar unserer persönlichen Vorstellungs-
kraft entziehen. Und trotzdem sind sie existent.

Expertin

Die Wirkung der Homöopathie

Gibt es wissenschaftliche Studien zur Homöopathie?

Ja, solche Studien existieren. Gegenwärtig sind über 300 kontrollierte Studien, welche die Wirksamkeit der Homöopathie im Vergleich zu einer anderen Behandlung untersuchen, publiziert. Neben den kontrollierten Studien wurden noch einige Beobachtungsstudien durchgeführt.

Was sind das für Studien und welche Ergebnisse haben sie erbracht?

Für eine Auswahl von Diagnosen wie beispielsweise allergische Rhinitis (allergischer Schnupfen) oder Migräne wurden sogenannte randomisierte placebokontrollierte Studien durchgeführt. Randomisiert heißt, dass teilnehmende Patienten unter Verwendung eines Zufallsmechanismus bestimmten Behandlungen zugeteilt werden. Placebokontrolliert bedeutet, dass die Untersuchung zur Kontrolle auch noch mit einem Scheinmedikament durchgeführt wird. Die Ergebnisse aller placebokontrollierten Studien wurden in systematischen Übersichtsarbeiten sogenannten Meta-Analysen zusammengefasst. Jedoch zeigen die bisher publizierten Meta-Analysen kein einheitliches Ergebnis, sodass die Frage nach einer Überlegenheit homöopathischer Arzneimittel über Placebo noch nicht abschließend

geklärt ist. Da aber viele der placebokontrollierten Studien zu Diagnosen wie z. B. Muskelkater durchgeführt wurden, die üblicherweise nicht von homöopathischen Ärzten behandelt werden, haben wir uns am Institut entschieden, die Realität der homöopathischen Praxis zu analysieren.

Das heißt, Sie haben eine besondere Untersuchung durchgeführt?

Ja, in unserer prospektiven Beobachtungsstudie (eine Studie, in der eine Hypothese zur Wirksamkeit einer medizinischen Behandlung aufgestellt und über einen längeren Zeitraum geprüft wird) mit fast 4000 Patienten, die von 103 Ärzten behandelt wurden, zeigte sich, dass homöopathische Ärzte in Deutschland vorwiegend chronische Erkrankungen behandeln, die im Mittel ungefähr acht Jahre bestehen. Fast alle Patienten (99 Prozent) waren schulmedizinisch vorbehandelt. Häufig kamen Patienten mit Kopfschmerzen, allergischem Schnupfen, Asthma und Kinder mit Neurodermitis in die Behandlung. Innerhalb von zwei Jahren verringerte sich die Schwere der Beschwerden im Durchschnitt um die Hälfte, und die Lebensqualität der Patienten besserte sich deutlich. Gleichzeitig gingen die Patienten seltener zu schulmedizinischen Ärzten und nahmen weniger Medikamente ein.

Priv.-Doz. Dr. med. Claudia Witt arbeitet am Institut für Sozialmedizin, Epidemiologie und Gesundheitsökologie der Freien Universität Berlin. Sie ist Mitglied der Deutschen Gesellschaft für Epidemiologie und beschäftigt sich schwerpunktmäßig mit der wissenschaftlichen Untersuchung komplementärer medizinischer Methoden wie Homöopathie, Qi Gong, Akupunktur und Tibetischer Medizin sowie der Grundlagenforschung in der Homöopathie.

Das sind Ergebnisse, die sehr für die Homöopathie sprechen ...

Ja, und es zeigten sich sogar noch weitere Vorteile: In unserer zweiten Studie, dem Modellvorhaben der IKK Hamburg, haben wir nämlich die Effektivität und Kosten der Homöopathie mit denen der Schulmedizin verglichen. Es zeigte sich, dass die Homöopathie ebenso effektiv war wie die schulmedizinische Behandlung. Und obwohl die Homöopathie als Krankenkassenleistung hinzukam, unterschieden sich die Gesamtkosten in beiden Therapiegruppen nicht signifikant. Der Anteil der Kosten der homöopathischen Behandlung belief sich sogar nur auf ca. 10 Prozent der Gesamtkosten.

Gibt es wissenschaftliche Studien zur Anwendung von Hochpotenzen, also Arzneipotenzen, in denen kein Wirkstoffmolekül mehr nachweisbar ist?

Die Anwendung der Potenzstufe in der Homöopathie ist nicht einheitlich geregelt, sodass es sowohl Ärzte gibt, die Niedrigpotenzen verwenden, als auch Ärzte, die mit Hochpotenzen (C30 und höher) therapieren. Das Gleiche zeigt sich in den Studien. In den meisten Studien zur klassischen Homöopathie wird jedoch die Wirksamkeit der Hochpotenzen untersucht.

Warum wird trotz wissenschaftlicher Nachweise immer noch sehr viel Kritik an der Homöopathie geübt?

Es ist für eine primär naturwissenschaftlich geprägte Gesellschaft schwierig vorstellbar, dass etwas wirkt, wenn keine Ausgangssubstanz mehr enthalten ist. Dass die homöopathische Behandlung als Gesamtkonzept eine Wirkung hat, streitet ja niemand ab. Aber die Homöopathie ist eben auch eine Arzneimitteltherapie, und der Wirkmechanismus dieser Arzneimittel wurde bisher noch nicht geklärt.

Welche Studien und Untersuchungen müssen noch durchgeführt werden?

Im Moment helfen klinische Studien zu einzelnen Diagnosen nicht wirklich weiter. Wir brauchen mehr Erkenntnisse über die Besonderheit der homöopathischen Behandlung beispielsweise den Prozess der Anamnese. Am wichtigsten ist jedoch die Erforschung eines möglichen Wirkmechanismus.

Gibt es Krankheiten, die sich besonders gut mit Homöopathie behandeln lassen?

In unserer Studie zeigten sich nach zwei Beobachtungsjahren bei den meisten chronischen Diagnosen große Effekte: vor allem bei Patienten mit chronischer Mittelohrentzündung und mit chronischer Bronchitis.

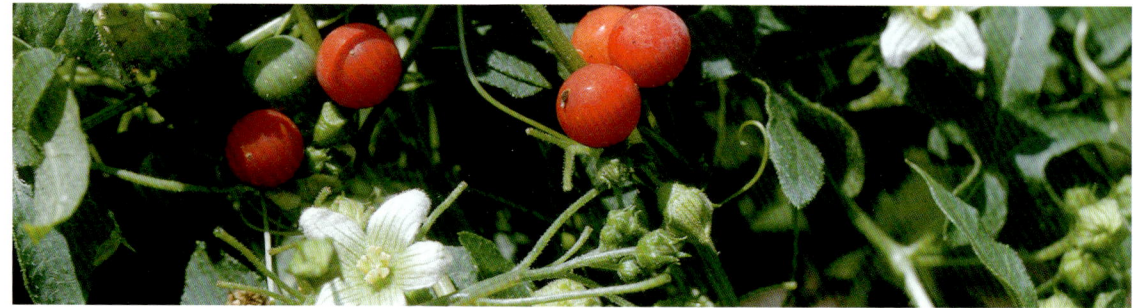

32 wichtige Homöopathika

In diesem Kapitel lernen Sie
32 Arzneimittel kennen, die in
der Selbstbehandlung wichtig sind.
Die hier dargestellten Mittel können
Sie mit Ihrem Beschwerdebild ver-
gleichen, um so ein homöopathisches
Arzneimittel sicher zu wählen.

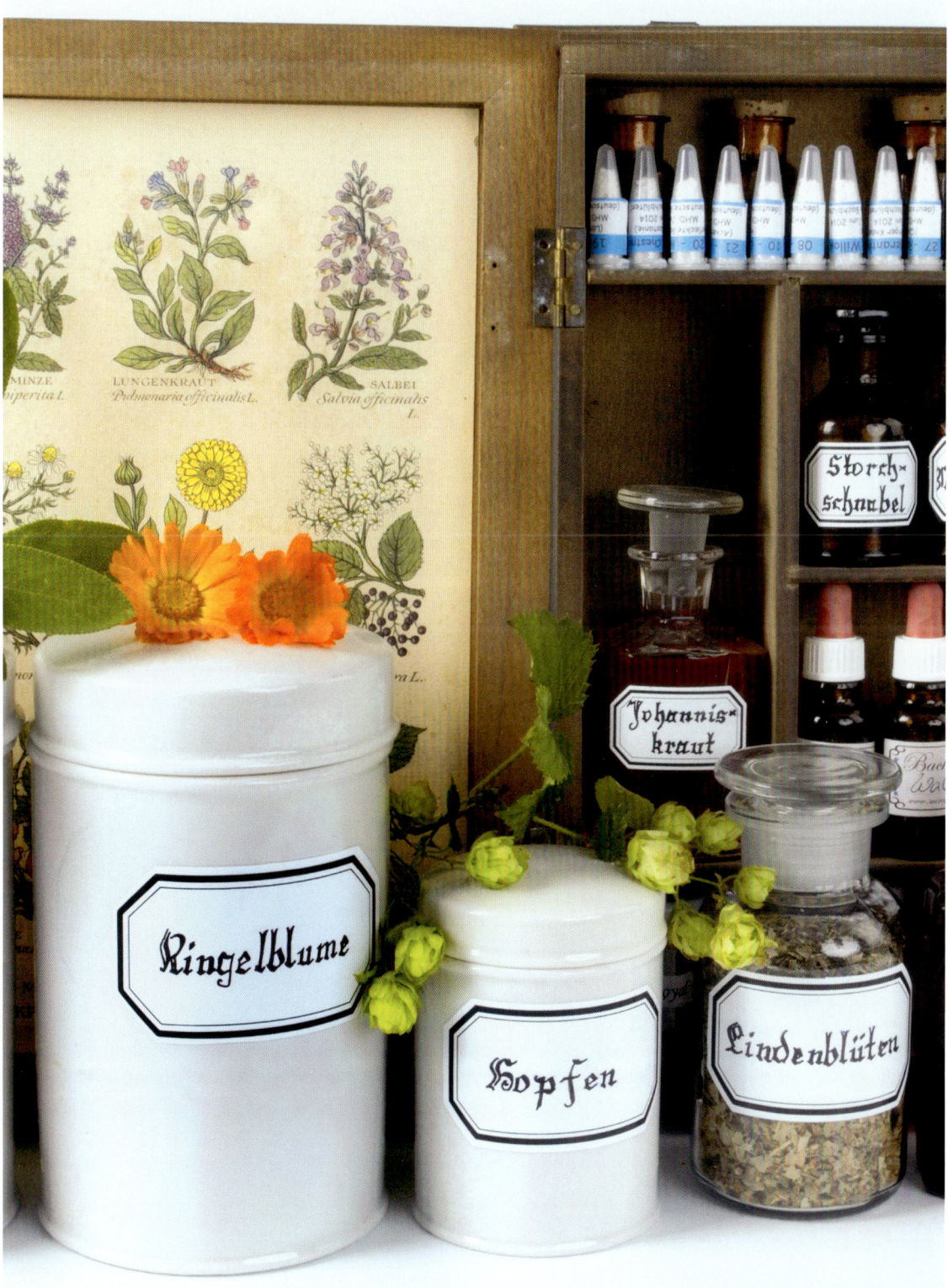

Heilende Arzneien auf einen Blick

In der Homöopathie gibt es mehrere Tausend Arzneimittel. Allerdings wird in der Praxis – egal ob beim Homöopathen oder in der Selbstbehandlung – nur ein Bruchteil davon häufiger oder regelmäßig angewendet. Auch die Empfehlungen für die Bestückung einer homöopathischen Hausapotheke belaufen sich im Allgemeinen nur auf 25 bis 35 Mittel. Warum finden Sie jetzt hier ausgerechnet 32 Arzneien aufgelistet? Das hat einen einfachen Grund: Die ab S. 54 beschriebenen Taschenapotheken, die Ihnen eine einfache und praktische Bevorratung Ihrer homöopathischen Arzneien ermöglichen, verfügen über genau 32 Laschen, in die Sie die dafür vorgesehenen, speziellen Glasröhrchen stecken können. So haben Sie Ihre homöopathische Apotheke komplett gefüllt und für jedes Problem, das sich zur Selbstbehandlung eignet, ein passendes Mittel zur Hand.

Aconitum

Die Pflanze *Aconitum napellus*, der Blaue Eisenhut, wächst in den Hoch- und Mittelgebirgen Europas. Da die Pflanze sehr giftig ist, fand sie in der traditionellen Pflanzenheilkunde kaum Verwendung.

Wann hilft Aconitum?

Die Arznei ist bei fiebrigen Infekten, besonders bei Erkältung wirksam, die durch Aufenthalt in trockenem, kaltem Wind entstanden ist. Auch bei akuten Beschwerden nach Schreck oder Schock hat sich das Mittel bewährt. Neuralgische Beschwerden mit Taubheitsgefühl und Schmerzen vermag die Arznei ebenfalls zu lindern. Darüber hinaus mildert Aconitum Augenentzündungen nach Zugluft oder auch Verletzungen der Augen durch spitze Gegenstände (die Konsultation des Augenarztes ist Pflicht!) Aconitum ist zudem angezeigt bei Husten und akuter Kehlkopfentzündung.

Beschwerden auf einen Blick

Gemüt

➤ Folgen von Schreck, Schock, Unfall
➤ Große Ängstlichkeit und Unruhe

Körper

➤ Akute, plötzlich einsetzende Symptome
➤ Folgen von trockener Kälte und Wind
➤ Plötzlicher, rascher Fieberanstieg
➤ Trockene, heiße Haut
➤ Neuralgische Schmerzen mit Taubheitsgefühl
➤ Augenentzündung
➤ Rötung des Gesichts im Liegen, beim Aufrichten wird es blass
➤ Akute Kehlkopfentzündung mit Husten
➤ Herzklopfen bei Angst
➤ Großer Durst auf kaltes Wasser
➤ Keine Harnentleerung möglich
➤ Schneller Puls

Besser: durch frische Luft
Schlechter: durch kalten, trockenen Wind, abends und nachts

Allium cepa

Die Zwiebel zählt zu den ältesten Gemüsepflanzen der Welt und wurde schon im alten China und in Indien sowie im Mittelmeerraum wegen ihrer besonderen Heilkräfte geschätzt.

Wann hilft Allium cepa?

Das Hauptanwendungsgebiet von Allium cepa sind Schleimhauterkrankungen der oberen Atemwege, vor allem Erkältungen mit Schnupfen und Husten.

Beschwerden auf einen Blick

Körper

➤ Mildes Tränen der Augen
➤ Fließschnupfen mit viel wässrigem, wund machendem Sekret
➤ Kratzen im Hals, raue Stimme
➤ Schmerz im Kehlkopf beim Husten
➤ Vor Schmerz fassen sich Kinder mit der Hand beim Husten an den Hals
➤ Hustenreiz in den Bronchien

Besser: an frischer Luft und in kühlen Räumen
Schlechter: abends, in warmen Räumen

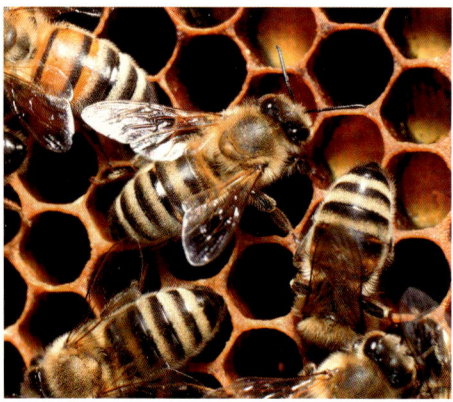

Die Arznei Apis mellifica wird aus der Honigbiene hergestellt.

Apis mellifica

Diese Arznei stammt von der Honigbiene. Für ihre Wirkungen in der Homöopathie ist das Bienengift maßgeblich. So ist dieses Arzneimittel immer dann angezeigt, wenn Beschwerden behandelt werden sollen, die den Reaktionen auf einen Bienenstich ähnlich sind.

Wann hilft Apis mellifica?

Die Homöopathie nutzt Apis mellifica bei den verschiedensten Arten von Schwellungen (Ödemen). Apis ist auch das Mittel der Wahl gegen Urtikaria, also Nesselsucht, und wird als zweites Mittel der Wahl bei Insektenstichen angewendet (Ledum ist das Mittel der ersten Wahl). Auch bei Halsentzündungen kann Apis angezeigt sein.

Beschwerden auf einen Blick

Gemüt
➤ Ruhelosigkeit
Körper
➤ Extreme Berührungsempfindlichkeit
➤ Brennende, stechende Schmerzen
➤ Geschwollene, blassrote Haut und Schleimhaut
➤ Fieber ohne Durst
Besser: durch kalte Umschläge oder kalte Getränke, an der frischen Luft
Schlechter: durch Wärme, bei Berührung

Arnica

Arnica montana ist eine Pflanze, die in den europäischen Mittel- und Hochgebirgen wächst und auch Bergwohlverleih oder Fallkraut genannt wird. Sie gilt als eine der wirksamsten Heilpflanzen für alle äußerlichen oder innerlichen Beschwerden, die durch Stoß, Schlag, Sturz oder andere Traumen entstanden sind.

Wann hilft Arnica?

Wenn Arnica nach einem Sturz, Fall oder einer sonstigen Erschütterung eingenommen wird, kann es die Folgeerscheinungen wie Blutung, Schwellung und Schmerzen verringern (daher stammt übrigens auch der Name Fallkraut) und den Heilungsprozess günstig beeinflussen. Die homöopathische Zubereitung von Arnica eignet sich aber nicht nur zur innerlichen, sondern auch zur äußerlichen Anwendung. Durch Auflagen, Umschläge und Einreibungen werden Entzündungsreaktionen und Verletzungsfolgen auf der Haut gemildert.

Beschwerden auf einen Blick

Gemüt
➤ Angst vor Berührung und Annäherung
➤ Überempfindlichkeit gegen Schmerzen, das Bett erscheint zu hart

Körper
➤ Wundes, lahmes, gequetschtes, geprelltes Gefühl am ganzen Körper
➤ Zerschlagenheitsgefühl
➤ Verletzungsfolgen wie Prellungen, Quetschungen, Verstauchungen
➤ Beschwerden nach großer Anstrengung (z. B. Muskelkater)
➤ Blutergüsse
➤ Blaues Auge nach Schlag
➤ Nasenbluten durch einen Schlag
➤ Zur Schmerzstillung nach Zahnbehandlungen, Operationen

Besser: durch Ruhe und im Liegen
Schlechter: durch Bewegung und durch Berührung

Arsenicum album

Arsen ist als hochwirksames Gift bekannt, das heftiges Erbrechen und Durchfall mit starken Leibschmerzen, großem Durst und trockenem Mund, zunehmender Schwäche und Austrocknung hervorruft. Das Arzneimittel wird aus dem »weißen Arsenik«, der mineralischen Substanz Arsenoxid, hergestellt.

Wann hilft Arsenicum album?

In der Selbstbehandlung wird dieses Arzneimittel bei Verdauungsstörungen wie Erbrechen und Durchfall und grippalen Infekten eingesetzt. Die Arznei ist besonders angezeigt bei Beschwerden, die durch verdorbene Lebensmittel (Fleisch, Fisch, Obst und Wasser) oder nach Genuss von kalten Getränken und Speisen (Eis) aufgetreten sind. Die Probleme gehen oft mit einer ausgesprochenen Schwäche einher.

Beschwerden auf einen Blick

Gemüt
➤ Ängste, Furcht
➤ Allgemeine Schwäche
➤ Große Unruhe

Körper
➤ Plötzlich auftretende Beschwerden mit raschem Kräfteverfall
➤ Schwäche, von einer kleinen Anstrengung erschöpft, unverhältnismäßige Schwäche
➤ Kälte (Frost), Nasenspitze, Hände und Füße sind kalt
➤ Brennende Schmerzen, besser durch Wärme oder warme Getränke
➤ Krankes elendes Aussehen, eingefallenes Gesicht
➤ Weiß belegte Zunge
➤ Großer Durst, trinkt aber nur in kleinen Schlucken
➤ Starke Übelkeit, man erbricht alles, was zu sich genommen wurde
➤ Erbrechen oft mit Durchfall und großer Schwäche
➤ Verdauungsstörungen, Brechdurchfall (auch nach Lebensmittelvergiftungen)

Besser: durch Wärme und warme Getränke
Schlechter: durch Kälte, kaltes und nasses Wetter, nach Mitternacht, um 1 Uhr oder von 1 bis 3 Uhr

Belladonna

Die Pflanze, aus der Belladonna hergestellt wird, heißt mit genauem lateinischem Namen *Atropa belladonna*. Der Hauptwirkstoff ist Atropin, das Gift der Tollkirsche.

Atropin, das Gift der schmuckvollen Tollkirsche, ist der Inhaltstoff der Arznei Belladonna.

Diese Pflanze ist in unseren Wäldern heimisch, und man kann sie dort an Wegrändern finden. Im Mittelalter soll Belladonna von Hexen und Heilern als Zaubermittel eingesetzt worden sein. Später machten sich Italienerinnen die pupillenerweiternde Wirkung der Substanz zunutze und tropften sie sich in die Augen, um diese größer wirken zu lassen. Daher stammt auch der Name dieser Heilpflanze: »bella donna« = schöne Frau.

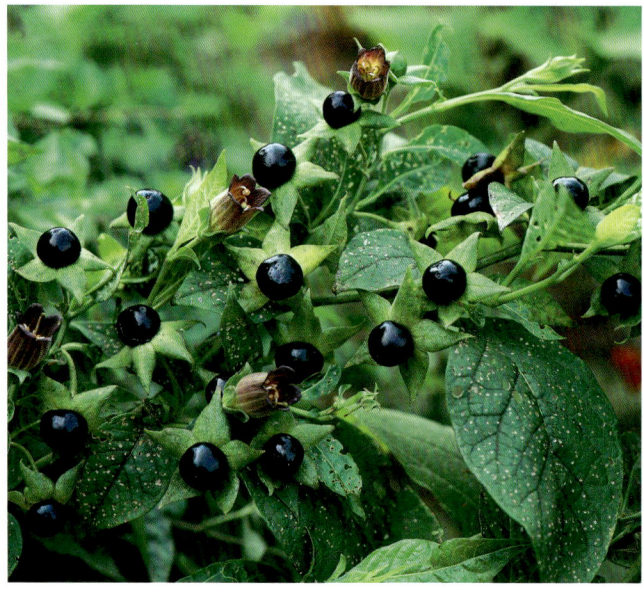

Wann hilft Belladonna?

Belladonna ist besonders angezeigt bei allen akuten, plötzlich einsetzenden Beschwerden, die mit Schmerzen oder hohem Fieber einhergehen. Dabei handelt es sich beispielsweise um grippale Infekte, Erkältung des Kopfes nach Haarschneiden oder Haarwaschen, Halsentzündungen, Ohrentzündungen, Husten und Zahnungsbeschwerden bei Säuglingen und Kleinkindern. Diese Arznei ist auch bei Koliken (krampfartigen Bauchschmerzen) angezeigt.

Bei Beschwerden, die durch zu starke Sonneneinwirkung hervorgerufen werden, etwa Hitzschlag und Sonnenstich, hat sich ebenfalls eine Behandlung mit Belladonna bewährt.

Beschwerden auf einen Blick

Gemüt

➤ Große Empfindlichkeit gegen Licht, Geräusche, Berührung, Erschütterung

Körper

➤ Erkrankungen beginnen plötzlich mit großer Heftigkeit (z. B. Fieber)
➤ Schmerzen kommen und gehen plötzlich
➤ Hohes Fieber mit Halluzinationen
➤ Klopfende (pulsierende) Kopfschmerzen, die sich durch Gehen und Auftreten verstärken
➤ Gesicht rot und heiß
➤ Erweiterte Pupillen
➤ Lichtempfindlichkeit
➤ Trockener Mund, kein Durst
➤ Empfindlichkeit gegen Berührung, Erschütterung, Bewegung
➤ Halsschlagader pulsiert sichtbar im Fieber
➤ Halsschmerzen besonders beim Schlucken (Leerschlucken, also nicht das Schlucken von Speisen und Getränken)
➤ Erbrechen
➤ Krämpfe, krampfartige Schmerzen (z. B. bei Nieren- und Gallenkolik)
➤ Rückwärtsbeugen bessert die Kolikschmerzen
➤ Puls voll, hart und schnell
➤ Bei Fieber kalte Hände und Füße

Besser: beim Rückwärtsbiegen des Nackens
Schlechter: bei Bewegung, Berührung und durch Erschütterung, Licht, Geräuschen

Bryonia

Die Weiße Zaunrübe *(Bryonia alba)* ist eine seltene Pflanze und tritt in Mittel- und Südeuropa an Hecken, Zäunen, Gebüschen und Waldrändern auf. Die Rotbeerige Zaunrübe *(Bryonia cretica oder Bryonia dioica)* ist weitaus verbreiteter und gilt allgemein als gleichwertig in der Wirkung. *Bryonia* wurde schon in der Antike als Heilmittel gegen verschiedene Beschwerden eingesetzt. Die Wurzel hat einen bitteren Geschmack und ist giftig.

Wann hilft Bryonia?

Das Mittel eignet sich bevorzugt zur Behandlung von Krankheiten, die sich langsam entwickeln, beispielsweise für Beschwerden, die durch Abkühlung nach Überhitzung entstanden sind. Wenn Krankheitszeichen auftreten, nachdem Sekretionen versiegen (Schnupfen, Menses, Muttermilch), ist diese Arznei bewährt. Auch in der Folge von Ärger und Zorn entstehende Symptome lassen Bryonia in die enge Wahl kommen. Sich langsam entwickelnde grippale Infekte sowie Entzündungsprozesse in den Atemwegen, die mit Husten und Brustschmerzen einhergehen, sprechen gut auf Bryonia an. Akute Störungen an den Verdauungsorganen und den Gelenken lassen sich mit Bryonia ebenfalls wirkungsvoll behandeln. Schmerzhafte Genickstarre kann mit Bryonia behandelt werden, wenn die Symptome übereinstimmen.

Beschwerden auf einen Blick

Gemüt
➤ Reizbarkeit, abweisendes, mürrisches Verhalten
➤ Apathie (von Mattigkeit bis Stumpfheit)

Körper
➤ Beschwerden entwickeln sich langsam
➤ Stechende, ziehende Schmerzen bei geringster Bewegung
➤ Großer Durst auf große Mengen kalter Getränke
➤ Trockener Husten mit stechenden Schmerzen
➤ Trockenheit der Schleimhäute
➤ Druck in der Magengegend mit der Empfindung eines Steins
➤ Verstopfung

Besser: durch Ruhe, festen Druck auf die schmerzende Körperpartie, Liegen auf der schmerzenden Seite, kalte Getränke
Schlechter: durch jede Bewegung, auch beim Auftreten während des Gehens, durch Ärger und Zorn

Calendula

Calendula ist der lateinische Name für die Ringelblume. Die hübsche, orange-gelb blühende Pflanze aus der Familie der Korbblütler hat vor allem in der äußerlichen Anwendung zur Wundheilung eine lange Tradition.

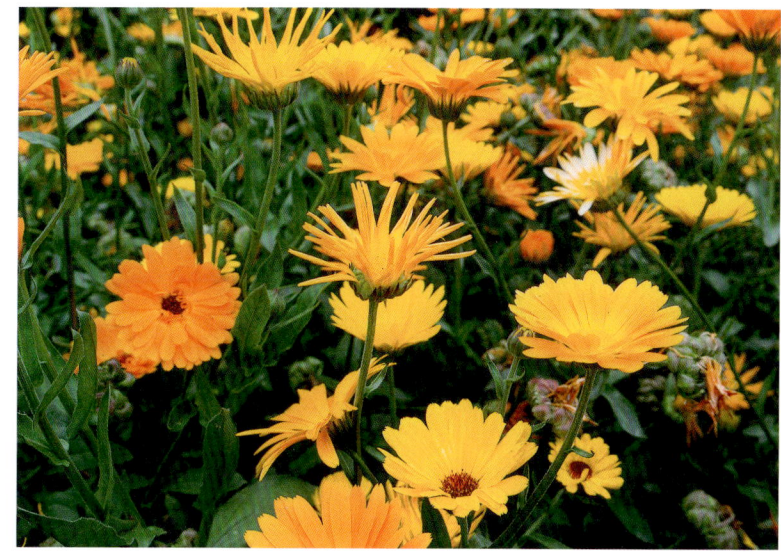

Wunden auf Haut und Schleimhaut lassen sich mit homöopathischer Ringel-blumen-Arznei wirkungsvoll behandeln.

Wann hilft Calendula?

Calendula wird auch in der Homöopathie bevorzugt bei Schürf- und Risswunden eingesetzt. Das Mittel beschleunigt das Abheilen schlecht heilender Wunden. Die leicht desinfizierende Wirkung kann auch in der äußerlichen Anwendung als Lösung oder Tinktur zum Spülen bei Zahnfleischproblemen sowie Entzündungen der Mund-schleimhaut genutzt werden. Die Einnahme dieser Arznei ist in der Homöopathie üblich.

Beschwerden auf einen Blick

Körper

➤ Verletzungen mit zerrissenem Gewebe
➤ Entzündungen der Mundschleimhaut
➤ Zahnfleischentzündung
➤ Schürfwunden
➤ Muskel- und Sehnenriss

Cantharis

Cantharidin, der Hauptwirkstoff der sogenannten Spanischen Fliege (ein Käfer), findet sich in Blut und Drüsen des Insekts. Für den Men-schen können schon 0,01 bis 0,03 Gramm davon tödlich sein. In der traditionellen Heilkunde wurde der Käfer zur Herstellung von blasen-ziehenden Pflastern verwendet. Auch seine Anwendung zur vermehr-ten Harnausscheidung und bei Blasenentzündungen geht bis ins Al-tertum zurück.

Wann hilft Cantharis?

In der Homöopathie findet das Mittel vor allem bei stark brennenden Schmerzen Anwendung. Diese sind beispielsweise durch einen Harnwegsinfekt verursacht, der mit starkem Brennen beim Wasserlassen einhergeht. Das Homöopathikum eignet sich auch zur Milderung von Hautreizungen bei Verbrennungen und Verbrühungen oder bei Sonnenbrand mit Blasenbildungen.

Beschwerden auf einen Blick

Gemüt
➤ Große Unruhe

Körper
➤ Brennende Schmerzen
➤ Blasenbildung auf der Haut
➤ Schmerzen durch Verbrennung und Verbrühung
➤ Großer Durst, aber Abneigung gegen das Trinken
➤ Harnwegs- und Blasentzündung mit heftigem Brennen beim Wasserlassen
➤ Dauernder Harndrang

Besser: durch Ruhe und Wärme
Schlechter: durch Bewegung, Berührung

Die Kamille hat nicht nur in der Pflanzenheilkunde, sondern auch in der Homöopathie einen hohen Stellenwert.

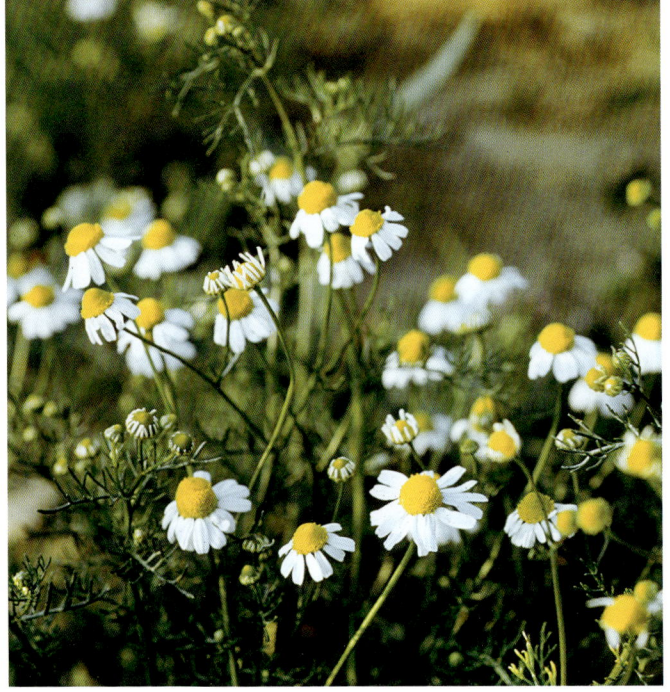

Chamomilla

Chamomilla ist der lateinische Name für die echte Kamille. Sie zählt zu den ältesten Heilpflanzen und hatte bereits im alten Ägypten eine herausragende Bedeutung zur Behandlung verschiedenster Krankheiten. Hauptwirkstoffe der Kamille sind das entzündungshemmende und heilungsfördernde Azulen sowie ein Bitterstoff, der krampflösend wirkt.

Wann hilft Chamomilla?

Die nervöse Gereiztheit ist charakteristisch für Beschwerden, bei denen Chamomilla bevorzugt eingesetzt werden kann. Es kann sich dabei um Zahnschmerzen, kolikartige Magen- und Bauchschmerzen und Durchfall-

erkrankungen handeln. Chamomilla ist besonders bei Zahnungsbeschwerden von Kleinkindern und Säuglingen angezeigt (z. B. Fieber
oder Durchfall).

Beschwerden auf einen Blick

Gemüt

➤ Überempfindlichkeit, große Schmerzempfindlichkeit

➤ Gereiztheit, nervöse Unruhe

➤ Heftiges Schreien und Unruhe bei Schmerzzuständen

➤ Das Kind ist schlecht gelaunt und will ständig getragen werden

➤ Schlaflosigkeit und Unruhe, das Kind beruhigt sich nur durch
   Umhertragen

Körper

➤ Ohrenschmerzen

➤ Zahnschmerzen

➤ Eine Wange ist rot und die andere blass

➤ Kolikartige Magen- und Bauchschmerzen (z. B. Blähungskoliken,
   auch bei Säuglingen)

➤ Bauchkrämpfe bei Säuglingen, wenn sich die Mutter aufgeregt hat

➤ Grünlich gelber Durchfall

➤ Wundheit am Anus und im Genitalbereich

Besser: durch Getragenwerden

Schlechter: durch Zorn und Ärger, nachts

China

Die Arznei wird aus der Rinde des Chinarindenbaumes gewonnen,
der im westlichen Teil von Südamerika und in Ostindien beheimatet
ist. Früher wurde die Chinarinde zur Bekämpfung der Malaria eingesetzt. Heute noch wird Chinin, ein Hauptwirkstoff der Chinarinde,
zur Prophylaxe und Behandlung von bestimmten Malariaerkrankun-
gen verwendet (wenn andere, modernere Mittel unverträglich sind
oder wirkungslos bleiben). Ein weiteres Einsatzgebiet dieser Substanz sind Muskelkrämpfe.

Wann hilft China?

China officinalis, kurz China, ist ein hervorragendes Mittel bei
Beschwerden, die in Folge von Flüssigkeitsverlust und Kreislaufproblemen auftreten. So z. B. bei Schwächezuständen oder Kollaps,
besonders nach starkem Blutverlust oder Erbrechen und Durchfall.
Auch wenn Beschwerden durch den Genuss von Obst aufgetreten
sind, ist China angezeigt.

Beschwerden auf einen Blick

Gemüt
➤ Schwäche
➤ Reizbarkeit

Körper
➤ Flüssigkeitsverlust durch Schwitzen, Erbrechen, Durchfall, Blut-
   verlust, Verdauungsprobleme
➤ Magenvölle nach den ersten Bissen
➤ Der Appetit kommt nach den ersten Bissen
➤ Blähungen mit Erbrechen und Durchfall
➤ Blähungskolik, Blähungen im ganzen Bauch ohne Besserung durch
   Windeabgang oder Aufstoßen

Besser: durch starken Druck und Zusammenkrümmen
Schlechter: bei Berührung, Zugluft, Flüssigkeitsverlust, Obst-
genuss

Cocculus

Die Scheinmyrte *(Anamirta cocculus)*, auch Indische Scheinmyrte,
Kockelskörnerstrauch und Kockelspflanze genannt, ist in Südostasien
beheimatet. Für die homöopathische Arznei werden die reifen, getrockneten Früchte verwendet. Kockelskörner nutzte man im Mittelalter zum Fischfang, indem man die zerstoßenen Früchte zu Klümp-
chen formte und ins Wasser warf. Nach Verzehr dieser Kugeln waren
die Fische betäubt und kehrten die Bauchseite nach oben, sodass sie
mit den Händen gefangen werden konnten.

Wann hilft Cocculus?

Das Mittel eignet sich besonders bei Beschwerden durch Schlafmangel und Schichtarbeit (z. B. Nachtdienste). Darüber hinaus hat es
sich bei bestimmten Formen von Schwindel bewährt, der mit Übelkeit und Erbrechen einhergeht, wie es bei der Reise- oder Seekrank-
heit bekannt ist.

Beschwerden auf einen Blick

Gemüt
➤ Folge von Schlafmangel
➤ Schwäche, Erschöpfung als Folge von Schichtarbeit

Körper
➤ Schwindel
➤ Drehschwindel, wie betrunken
➤ Schwindel mit Übelkeit und Erbrechen

➤ Abneigung gegen Speisengeruch, mit Übelkeit beim Geruch von Speisen oder selbst beim Denken an Speisen

➤ Übelkeit und Erbrechen beim Fahren mit Auto, Zug, Schiff und beim Fliegen

Schlechter: beim Fahren im Auto, in der Bahn, auf dem Schiff und beim Fliegen, bei Bewegung

Coffea

Coffea wird aus ungerösteten, getrockneten Kaffeebohnen hergestellt. Der Hauptwirkstoff Coffein hat zur Schmerzlinderung sowie zur Stärkung und Anregung eine lange Tradition.

Wann hilft Coffea?

Coffea hilft bei akuten Schlafstörungen mit Nervosität und Unruhe.

Beschwerden auf einen Blick

Gemüt

➤ Unruhe, Nervosität, Erregbarkeit

➤ Schlaflosigkeit

➤ Folge von starken Emotionen (z. B. durch große Freude)

➤ Überempfindlichkeit gegenüber Reizen

Körper

➤ Starke Schmerzempfindlichkeit

➤ Nervöses Herzklopfen

Besser: durch Wärme und Ruhe

Schlechter: durch kalte Luft, starke Gefühlsregungen, Gerüche, Geräusche

Vor allem Bauchschmerzen mit dem Bedürfnis sich zusammenzukrümmen sprechen gut auf die Arznei Colocynthis an.

Colocynthis

Die Koloquinte ist in Nordafrika heimisch. Verwendet werden die geschälten und entkernten kürbisartigen Früchte. Schon in der Antike war die Bittergurke als Heilpflanze bekannt und wurde vor allem wegen ihrer abführenden Wirkung eingesetzt.

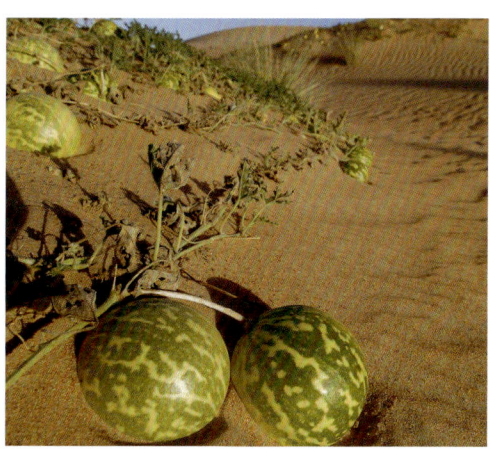

Wann hilft Colocynthis?

In der Homöopathie wird das Mittel insbesondere zur Behandlung heftiger kolikartiger Bauchschmerzen mit Übelkeit angewandt. Die Arznei ist außerdem angezeigt, wenn die Beschwerden in Folge von Kränkung, Ärger und Zorn ausgelöst wurden.

Beschwerden auf einen Blick

Gemüt
➤ Ärger, Empörung
➤ Gereiztheit, Ungeduld

Körper
➤ Kopfschmerzen
➤ Kolikartige Bauchschmerzen, die sich durch Zusammenkrümmen
   und festen Druck in den Bauch bessern. Anfallsweise neuralgische
   Schmerzen, besser durch Druck und Liegen auf der kranken Stelle

Besser: durch Wärme, festen Druck
Schlechter: durch Kälte, Ärger, Zorn

Dulcamara

Die homöopathische Arznei Dulcamara wird aus dem Bittersüßen
Nachtschatten *(Solanum dulcamara)* hergestellt, der vorwiegend in
Europa und Asien beheimatet ist. Diese Heilpflanze enthält den
Wirkstoff Solanin, was sie giftig macht. Für die Zubereitung des
Mittels werden junge Triebe und Blätter vor der Blüte verwendet.

Wann hilft Dulcamara?

Dulcamara ist ein wichtiges Mittel zur Behandlung von Krankheiten,
die als Folge von feuchter Kälte entstanden. So hat sich das Mittel
vor allem bei Erkältung mit Husten und Schnupfen und bei Ohren-
entzündungen bewährt. Auch Blasentzündungen sprechen gut auf
Dulcamara an.

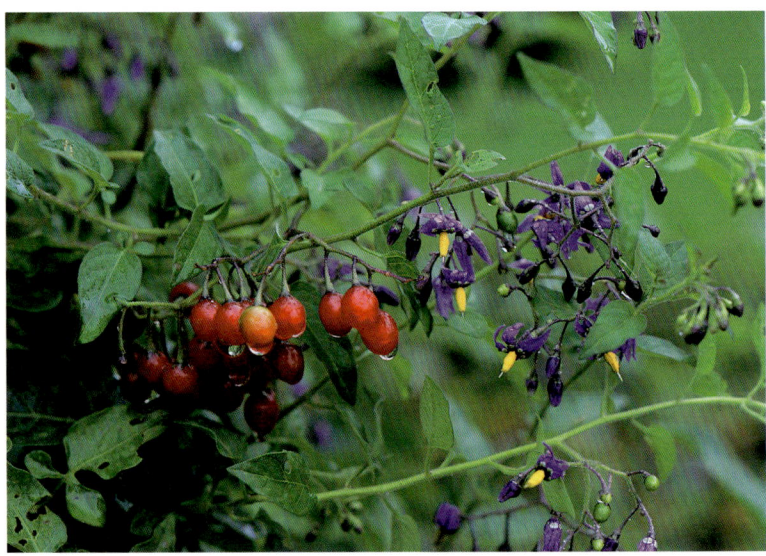

Die homöopathische Zuberei-
tung aus dem Bittersüßen
Nachtschatten ist besonders
bei Atemwegs- und Blasen-
katarrhen bewährt.

Beschwerden auf einen Blick

Körper

➤ Ohrenschmerzen

➤ Schnupfen mit Nasenbluten

➤ Bellender Husten mit zähem Schleim

➤ Akuter Magen-Darm-Infekt mit Durchfall (wenn auf heiße Tage kühle Nächte folgen)

➤ Schleichender Blasenkatarrh

➤ Schmerzen in der Harnröhre beim Harnlassen (ausgelöst durch Sitzen auf kaltem Boden)

Besser: durch Wärmeanwendung

Schlechter: durch Kälte und Feuchtigkeit, durch kalte, nasse Füße

Euphrasia

Die Heilpflanze mit der deutschen Bezeichnung Augentrost ist seit dem Mittelalter bekannt. Ihren Volksnamen verdankt sie der Anwendung bei Augeninfektionen im 14. und 15. Jahrhundert.

Wann hilft Euphrasia?

Zur Therapie von Bindehautentzündungen ist es das Mittel der Wahl. Aber auch Trockenheit der Augen, Lidentzündungen sowie starke Lichtempfindlichkeit sprechen gut auf Euphrasia an. Bei Augenentzündungen durch Fremdkörpereinwirkung kann das Arzneimittel ebenfalls hilfreich sein. Darüber hinaus findet das Mittel bei Schnupfen und Heuschnupfen Anwendung.

Beschwerden auf einen Blick

Körper

➤ Eitrige Absonderung der Augen

➤ Augen sind morgens verklebt

➤ Lider rot und geschwollen

➤ Augenbrennen

➤ Lichtempfindlichkeit

➤ Anfangs Sandgefühl im Auge, später reichlicher Tränenfluss (Tränen sind scharf, brennend und wund machend, später oft eitrige Absonderung)

➤ Hohe Lichtempfindlichkeit, ständiges Blinzeln

➤ Fließschnupfen mit milder Absonderung

➤ Fließschnupfen mit mildem Nasensekret, aber brennenden Tränen

Besser: im Freien, im Liegen

Schlechter: durch grelles Licht, im Haus, abends

Ferrum phosphoricum

Ferrum phosphoricum ist ein homöopathisches Arzneimittel, das aus dem Mineralsalz Eisenphosphat hergestellt wird.

Wann hilft Ferrum phosphoricum?

Neben Aconitum und Belladonna ist Ferrum phosphoricum das Mittel der Wahl bei fieberhaften Infekten, die ganz überraschend beginnen. Es hilft besonders in der Anfangsphase des Fieber- und Entzündungsprozesses und eignet sich für Kinder und Jugendliche. Ferrum phosphoricum ist auch angezeigt bei empfindlichen Menschen mit der auffallenden Neigung zu erröten. Es kann dann gegeben werden, wenn keine weiteren Symptome auf andere Mittel hinweisen.

Beschwerden auf einen Blick

Gemüt
➤ Leichtes Erröten

Körper
➤ Frühstadium von Infektionen mit plötzlich auftretendem Fieber
➤ Gesichtsblässe wechselt mit Röte
➤ Nasenbluten bei Schnupfen

Besser: durch kalte Auflagen
Schlechter: nachts

Gelsemium

Das homöopathische Arzneimittel Gelsemium wird aus den frischen Wurzelstöcken des wilden Jasmin gewonnen. Die Heilpflanze wird seit dem 17. Jahrhundert vor allem als Fiebermittel eingesetzt. Der wilde Jasmin ist eine an Flussufern wachsende, meterhohe Schlingpflanze, die in Nord- und Mittelamerika zu Hause ist.

Wann hilft Gelsemium?

Gelsemium gilt als ein wichtiges Mittel bei sich langsam entwickelnder Grippe oder fieberhaften Infekten. Es lindert die typischen Begleiterscheinungen wie Gliederschmerzen, Kopfweh, Fieber (meist zwischen 38 und 39 °C), Schwäche sowie Zerschlagenheitsgefühl und bessert das Allgemeinbefinden.
Auch bei seelischem Stress, z. B. durch Examensangst, Lampenfieber, Schreck oder schlechte Nachrichten ausgelöst, ist das homöopathische Mittel sehr bewährt, z. B. wenn Kopfschmerz oder Durchfall ausgelöst wurden.

Beschwerden auf einen Blick

Gemüt

➤ Folgen von Schreck, Angst, seelischer Erregung, Stress
➤ Lampenfieber, Prüfungsangst
➤ Denken an die Beschwerden verschlechtert diese
➤ Benommenheit
➤ Schwäche

Körper

➤ Schwäche und Zittern (Kinn, Zunge, einzelne Muskeln)
➤ Frostschauer
➤ Grippale Infekte
➤ Grippe mit langsamer Entwicklung, mit Temperaturen zwischen 38 und 39 °C
➤ Grippe mit Gliederschmerzen und Fieber
➤ Kopfschmerzen vom Nacken über den Kopf bis zu den Augen ziehend
➤ Kopfschmerz bessert sich durch reichlichen Harnabgang
➤ Vom Hinterkopf sich ausbreitender Schwindel mit Doppeltsehen und dunkelrotem Gesicht
➤ Trübsichtigkeit
➤ Durstlosigkeit
➤ Durchfall bei Aufregung

Besser: nach reichlichem Wasserlassen, durch alkoholische Getränke (Aufputschmittel)
Schlechter: durch Hitze, direkte Sonne, Aufregung, Stress

Hepar sulfuris

Die Ausgangssubstanz für Hepar sulfuris oder Kalkschwefelleber ist ein kristallines Gemisch von Kalziumpolysulfiden und Kalziumsulfat und wird hergestellt, indem man gleiche Mengen von Schwefelblüte und Austernschalenkalk weißglühend erhitzt. In der Zeit vor der Anwendung als homöopathisches Arzneimittel wurde die Schwefelleber besonders zur äußerlichen Therapie von Beschwerden wie Rheuma, Gicht und Juckreiz verabreicht.

Wann hilft Hepar sulfuris?

Hepar sulfuris ist das passende Mittel bei allen Erkrankungen, die in Folge von trockener kalter Luft und Abkühlung oder durch Entblößen entstanden.
Das Homöopathikum hilft auch bei Husten, besonders wenn er durch kalten Ostwind ausgelöst wurde. Bei Kehlkopfentzündung mit

kruppartigem Husten ist es das wichtigste Mittel neben Aconitum und Spongia. Haut- und Halsdrüsenentzündungen sind weitere Erkrankungen, für die dieses mineralische Arzneimittel eingesetzt werden kann. Typisch ist auch ein sauer riechender Schweiß. Kinder und Erwachsene, die (wenn sie an den genannten Erkrankungen leiden) überempfindlich und leicht reizbar sind, werden auf Hepar sulfuris gut ansprechen.

Beschwerden auf einen Blick

Gemüt
➤ Gereizt, sehr ärgerlich, überempfindlich
➤ Hohe Schmerzempfindlichkeit bis zur Ohnmacht

Körper
➤ Starke Kälte- und Zugempfindlichkeit
➤ Neigung zu Eiterbildung, selbst bei kleinen Verletzungen
➤ Säuerlich oder nach altem Käse riechende Absonderungen
➤ Große Berührungsempfindlichkeit von entzündeten oder eiternden Stellen, Abszessneigung (Zahnwurzelabszess)
➤ Stechende Halsschmerzen beim Schlucken, können auch zum Ohr ausstrahlen
➤ Scharfe, splitterartige Schmerzen

Besser: durch Wärme, Einhüllen des Kopfes, feuchte Witterung
Schlechter: durch trockene, kalte Luft (Witterung), Berührung der erkrankten Bereiche, beim Entkleiden

Hypericum

Hypericum ist der lateinische Name für Johanniskraut. Es handelt sich um eine Heilpflanze mit großer christlicher Tradition; sie wurde im ältesten Klosterheilkundebuch, dem »Lorscher Arzneibuch«, als wirksames Mittel gegen Melancholie beschrieben. Der Name stammt von Johannes dem Täufer bzw. vom Johannitag am 24. Juni ab, denn in den Tagen um die Sommersonnenwende öffnet das Johanniskraut seine leuchtend gelben Blüten. In der Homöopathie spielt Hypericum zur Behandlung von Nervenverletzungen eine wichtige Rolle.

Wann hilft Hypericum?

Die homöopathische Arznei hat eine große Bedeutung bei stechenden, einschießenden Nervenschmerzen, sogenannten Neuralgien. Auch bei Verletzung besonders nervenreichen Gewebes wie etwa den Fingerkuppen, den Lippen oder der Wirbelsäule hat sich Hypericum bewährt. Eine hervorragende Wirkung entfaltet es bei glatten Schnittwunden, die beispielsweise durch ein Messer oder durch Glasscherben entstanden sind. Auch Splitter-, Stich- und Bisswunden sowie Quetschungen sind zur Behandlung mit Hypericum geeignet.

Verletzung des Rückgrats durch Fall und Erschütterung (z. B. einen Sturz auf das Steißbein) sind bewährte Indikationen für Hypericum. Hypericum kann bei äußerlicher und innerlicher Anwendung als Tee oder Tinktur Lichtempfindlichkeit der Haut verursachen, weshalb das direkte Sonnenlicht zu meiden ist. Bei der Anwendung der potenzierten Arznei ist diese Vorsichtsmaßnahme nicht nötig.

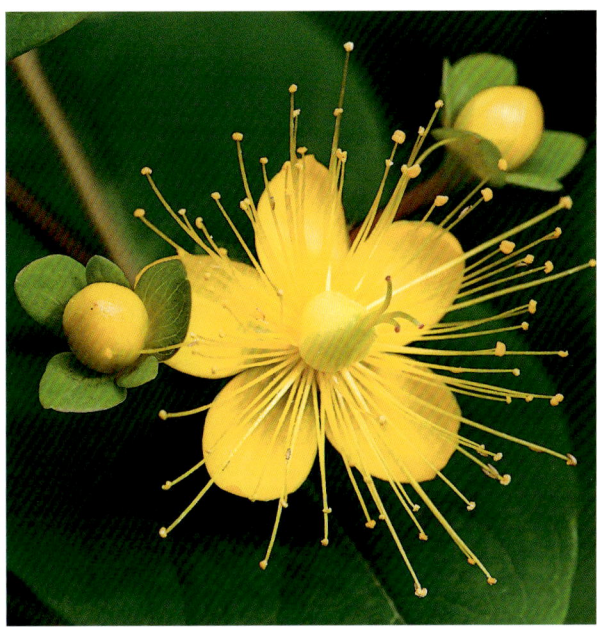

Das hübsch blühende Johanniskraut hilft in der Homöopathie vor allem bei Nervenschmerzen und Verletzungen.

Beschwerden auf einen Blick

Körper

➤ Starke, stechende oder schneidende (einschießende) Schmerzen, die an den Nerven entlangziehen

➤ Kopfschmerzen mit der Empfindung, als würde man hoch in die Luft gehoben (nach Sturz auf den Hinterkopf)

➤ Große Schmerzhaftigkeit der verletzten Teile

➤ Quetschungen, Prellungen, Stauchungen (besonders der Wirbelsäule)

➤ Schnitt-, Stich- und Bisswunden, wenn sie ungewöhnlich schmerzhaft und berührungsempfindlich sind

Schlechter: durch Kälte, Feuchtigkeit, bei Berührung

Ignatia

Die homöopathische Arznei wird aus der Ignatiusbohne *(Strychnos ignatii)* hergestellt, die auf den Philippinen heimisch ist und zur gleichen Pflanzenfamilie gehört wie *Strychnos nux vomica*. Diese Arznei ist angezeigt, wenn der Gemütszustand des Patienten in Mitleidenschaft gezogen ist, z. B. bei großen Kümmernissen.

Wann hilft Ignatia?

Ignatia hat sich bewährt bei Folgewirkungen von großer Aufregung, Ärger, Kummer und Demütigungen.

Beschwerden auf einen Blick

Gemüt

➤ Beschwerden durch großen Kummer (z. B. unglückliche Liebe, Trennung, Scheidung), Ärger, Demütigungen, Schreck

➤ Wechselhafte Stimmung, Seufzen und Weinen wechseln mit Lachen

➤ Seufzen, Selbstanklagen

➤ Stiller Kummer (d.h. dass nicht über das Kümmernis gesprochen wird)

Körper

➤ Bohrende Kopfschmerzen wie von einem Nagel

➤ Verkrampfung im Schlund

➤ Fremdkörpergefühl im Hals beim Schlucken

Besser: nach dem Verzehr schwerverdaulicher Speisen, durch Druck

Schlechter: nach Gemütsbewegungen, durch Kaffee und Nikotin

Ipecacuanha

Ipecacuanha (botanischer Name *Cephaelis ipecacuanha)* heißt auf Deutsch Brechwurzel. Diesen Namen hat die Pflanze aufgrund ihrer Brechreiz erzeugenden Wirkung erhalten. Sie wächst in den tropischen Wäldern Brasiliens. In der Homöopathie wird die getrocknete Wurzel für die Arzneizubereitung verwendet.

Wann hilft Ipecacuanha?

Die Hauptanwendungsbereiche von Ipecacuanha sind Verdauungsbeschwerden mit ausgeprägter Übelkeit und Brechneigung aufgrund des Genusses von fetten Speisen, Obst, Eis und Durcheinanderessen. Das Mittel hat sich aber auch bei starkem Husten mit Übelkeit und Erbrechen bewährt. Auch bei Schwangerschaftserbrechen kann es dienlich sein. Die Arznei ist besonders angezeigt, wenn ganz gleich bei welchen Beschwerden eine stete Übelkeit als begleitendes Symptom besteht.

Beschwerden auf einen Blick

Gemüt

➤ Schläfrigkeit nach dem Erbrechen

Körper

➤ Periodisch wiederkehrende Beschwerden (z. B. Wechselfieber)

➤ Zunge ist sauber, ohne Belag

➤ Husten bis zum Erbrechen

➤ Husten in Verbindung mit Übelkeit und Erbrechen

➤ Anhaltende Übelkeit bei allen Beschwerden
➤ Anhaltende Übelkeit mit Brechreiz
➤ Trotz Erbrechen keine Erleichterung der Übelkeit
➤ Starkes Erbrechen auch mit Durchfall
Besser: durch frische Luft
Schlechter: durch Überessen, heißes Wetter

Ledum

Der Sumpfporst *(Ledum palustre)* wächst in sumpfigen Gebieten Norddeutschlands, Skandinaviens, Russlands, im Norden Asiens und in Nordamerika. Bereits der längere Aufenthalt in Porstbeständen kann zu Schwindel und rauschartigen Zuständen führen.

Wann hilft Ledum?

Die Arznei wird bei Insektenstichen (z. B. für Bienenstiche ist es das erste Mittel), Verletzungen durch Stich, Schlag oder Quetschungen erfolgreich angewendet. So auch bei einem Augenhämatom nach einem Schlag. (Vorsicht: Zur Abklärung schwerwiegenderer Verletzungen am Auge sollte unbedingt der Augenarzt konsultiert werden!) Bissverletzungen durch Ratten, Hunde, Katzen, Insekten benötigen ebenfalls meistens die homöopathische Arznei Ledum. (Vorsicht: Bei Bissverletzungen besteht die Gefahr einer Infektionsübertragung, weshalb die Wunde ärztlich versorgt werden sollte!) Weitere Beschwerden, die eine Behandlung mit Ledum anzeigen, sind Stichwunden durch scharfe spitze Gegenstände (Nägel, Splitter), Quetschungen und Verrenkungen der kleinen Gelenke (Zehen, Finger) mit Blutung oder Hämatom. (Vorsicht: Bei Verletzungen mit Gefahr der Blutvergiftung gilt es, sofort einen Arzt aufzusuchen!)

Verletzungen der Haut mit Schmerzen und Juckreiz sprechen gut auf das Homöopathikum Ledum an.

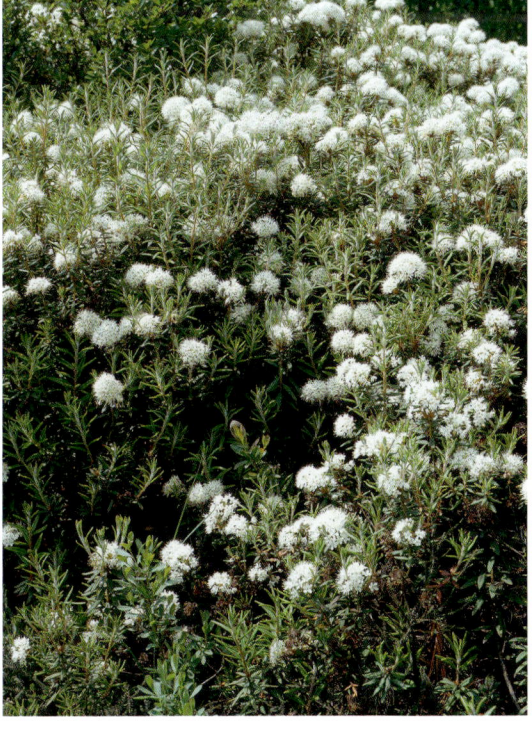

Beschwerden auf einen Blick

Körper
➤ Das in der Umgebung der Verletzung befindliche Gewebe fühlt sich kalt an
➤ Sehr starkes Jucken von Insektenstichen
➤ Stechender Schmerz im Großzeh (Gichtanfall)
Besser: durch kalte Umschläge
Schlechter: durch Wärme

Mercurius vivus/solubilis

Hahnemann hatte zuerst lösliche Quecksilberverbindungen mit Salpetersäure und Ammoniak hergestellt, um später die Verreibung des reinen Metalls mit Milchzucker bis zur C3 zu empfehlen. Der Name rührt von einer alten Bezeichnung für Quecksilber, Argentum vivum (= lebendiges Silber), her. Früher wurde Quecksilber zur Behandlung der Syphilis in großen stofflichen Gaben angewendet, was zu Vergiftungserscheinungen wie Speichelfluss und Fieber führte.

Wann hilft Mercurius?

Dieses Arzneimittel ist angezeigt bei Halsentzündungen mit und ohne Eiterbildung. Auch bei Ohrentzündungen mit und ohne Eiterabsonderung eignet sich Mercurius, wenn die zum Mittel passenden Symptome beim Patienten bestehen, z. B. die typische nächtliche Verschlimmerung der Beschwerden.

Beschwerden auf einen Blick

Körper

➤ Schweiß, reichlich, klebrig, übel riechend
➤ Schwitzen verschlimmert oft die Beschwerden
➤ Alle Absonderungen reizen und sind übelriechend
➤ Ohrenschmerzen schlimmer nachts und durch Wärme
➤ Zunge gelb belegt mit Zahneindrücken
➤ Übler Mundgeruch
➤ Speichelfluss mit viel Durst
➤ Dunkle oder bläuliche Röte der entzündeten Mandeln mit Zusammenschnürungsgefühl oder Stechen

Schlechter: nachts, durch Wärme, durch Schwitzen

Nux vomica

Nux vomica ist die lateinische Bezeichnung für die Brechnuss (botanischer Name *Strychnos nux-vomica)*. Der Hauptinhaltsstoff ist Strychnin, das allgemeine Erregtheit, verschärftes Sehen, Riechen und Schmecken, Übelkeit und Erbrechen, Verkrampfung der Muskulatur von Gesicht und Körper, aber auch Erschlaffung und Lähmung sowie Blutdrucksteigerung bewirken kann. Diese Pflanze ist in Indien beheimatet.

Wann hilft Nux vomica?

Die homöopathische Arznei hat sich besonders zur Behandlung von Schlafstörungen bewährt, die infolge von Aufregung, Überarbeitung,

Schlafmangel oder geistiger Überanstrengung entstanden. Auch bei Beschwerden nach erhöhtem Genussmittelkonsum (Kaffee, Alkohol, Nikotin) oder nach Schmerzmittelgebrauch entfaltet Nux vomica eine Besserung. Darüber hinaus wirkt es sehr effektiv bei Verdauungsstörungen durch Überessen, Durcheinanderessen oder bei Folgen von zu stark gewürzten, schweren Speisen. Es kann dabei zu Übelkeit, Brechneigung und schmerzhaften Oberbauchkrämpfen kommen. Kopfschmerzen (z. B. bei einem »Kater«) sprechen ebenfalls gut auf Nux vomica an. Stuhlverstopfung, besonders auf Reisen, kann sich auf Nux vomica bessern. Auch bei Erkältungen kann Nux vomica angezeigt sein.

Beschwerden auf einen Blick

Gemüt
➤ Leichte Reizbarkeit (»geladen«), ärgerlich, streitsüchtig, ungeduldig
➤ Überempfindlich auf Sinnesreize: Licht, Gerüche, Geräusche
➤ Überempfindlich auf Schmerzen
➤ Überarbeitung
➤ Schlaflosigkeit durch Aufregung
➤ Schlaflos nach kurzem Schlaf, kann erst morgens wieder einschlafen

Körper
➤ Empfindlich auf Kälte, friert leicht
➤ Brechreiz
➤ Übelkeit, ohne erbrechen zu können
➤ Gefühl von einem Stein, der im Magen liegt
➤ Magenschmerzen, die durch Wärme besser werden
➤ Krämpfe, krampfartige Magen- und Darmbeschwerden mit Übelkeit und erfolgloser Drang zu Stuhl und Harn
➤ Stuhlverstopfung, besonders auf Reisen

Besser: abends, in Ruhe, durch Wärme und warme Umschläge
Schlechter: morgens, nach geistiger Anstrengung, zu schwerer Nahrung, Alkohol, Kaffee, Zigaretten, Medikamentenkonsum, durch Lärm

Pulsatilla

Pulsatilla heißt auf Deutsch Anemone oder Küchenschelle und hat als Heilpflanze eine jahrhundertelange Tradition. Die Küchenschelle wächst auf trockenen sonnigen Grasflächen, in Steppenheiden und an Hängen. Das Sammeln der Pflanze ist verboten, da sie unter Naturschutz steht. Die homöopathische Arznei wird aus der ganzen Pflanze gewonnen.

Die Arznei Pulsatilla nimmt einen wichtigen Platz in der Homöopathie ein und eignet sich zur Therapie vielfältiger Beschwerden.

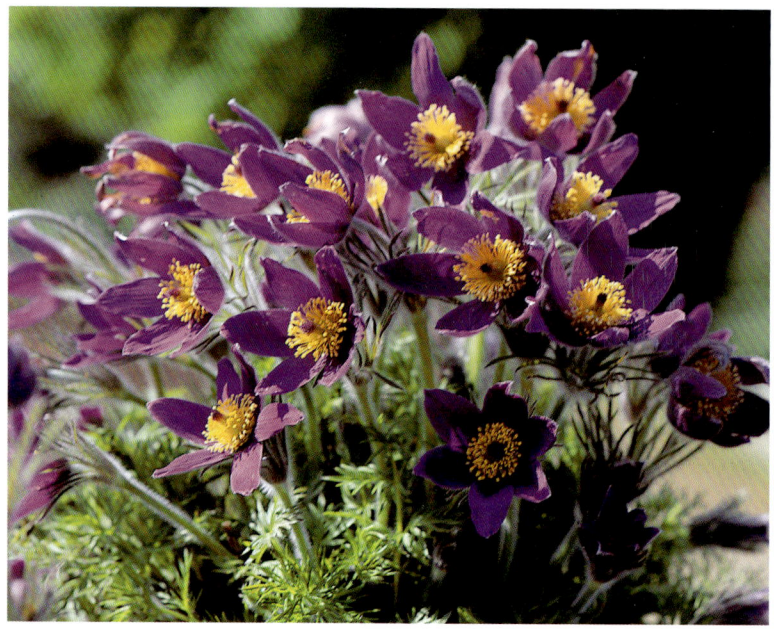

Wann hilft Pulsatilla?

Die Arznei ist besonders erfolgreich zur Behandlung von Magen-schleimhautentzündung und Gallenbeschwerden in Folge von fettem Essen oder Genuss von Schweinefleisch. Auch bei verdorbenem Magen durch Eis ist die Arznei geeignet. Bei Ohnmacht und Kreislauf-schwäche kann Pulsatilla ebenfalls das helfende Mittel sein. Ohren-schmerzen, z. B. nach Verkühlung des Kopfes oder bei Sporttauchern, zeigen Pulsatilla an. Ebenso ist dieses Mittel bewährt bei Fieber mit Erkältungsbeschwerden von feuchter Kälte oder kalten, nassen Füßen. Fehlt der Durst bei Fieber, ist dies auch ein Hinweis, dass Pulsatilla das richtige Arzneimittel sein kann. Pulsatilla ist häufig dann angezeigt, wenn die Gemütsverfassung zu Anhänglichkeit und Weinerlichkeit verändert ist.

Beschwerden auf einen Blick

Gemüt
➤ Weinerliche, zaghafte Stimmung
➤ Rascher Stimmungswechsel (weinen, lachen)
➤ Angst vor Alleinsein
➤ Verlangen nach Zuwendung und Trost
Körper
➤ Kreislaufschwäche, Schwarzwerden vor den Augen beim raschen Aufrichten vom Bücken

- ➤ Ohnmacht, beim längeren Stehen in geschlossenen stickigen Räumen
- ➤ Unverträglichkeit von warmen Räumen
- ➤ Verlangen nach frischer Luft trotz Frösteln
- ➤ Wandernde Beschwerden
- ➤ Ohrenschmerzen
- ➤ Ohrenschmerzen werden nachts schlechter
- ➤ Ohrenschmerzen werden durch Wärme verschlechtert und durch kalte Umschläge gebessert
- ➤ Ohrenschmerzen beim Tauchen und beim Fliegen (Flugreisen)
- ➤ Schwerhörigkeit bei Erkältungen
- ➤ Gelbe oder gelbgrüne, dicke, rahmige Absonderungen (Nase, Ohren, Bronchien)
- ➤ Durstlos mit trockenem Mund, auch bei Fieber
- ➤ Völlegefühl im Magen nach fetten Speisen, Steingefühl
- ➤ Verdauungsbeschwerden, vor allem nach zu fettem Essen
- ➤ Erbrechen und Durchfall nach fettem Essen
- ➤ Blasenentzündung durch Kaltwerden der Füße oder durch zu wenig Trinken

Besser: bei leichter Bewegung, durch frische Luft
Schlechter: durch Hitze, nach fettem, schwerem Essen, abends

Rhus toxicodendron

Rhus toxicodendron ist der botanische Name des Giftsumach. Diese Pflanze ist im nordamerikanischen Raum und in Ostasien beheimatet. Alle Pflanzenteile sind giftig. Der bloße Hautkontakt verursacht Hautreizungen mit Bläschenbildung und kann schon zu milderen Vergiftungssymptomen führen. Bevorzugtes Einsatzgebiet als homöopathisches Arzneimittel sind Erkrankungen der Sehnen und Bänder.

Wann hilft Rhus toxicodendron?

Besonders akute Erkrankungen der Bewegungsorgane sprechen gut auf Rhus toxicodendron an, wenn sie in der Folge von Verrenkung, Verstauchung und Zerrung entstehen. Auch bei einem Schleudertrauma, wenn Arnica alleine nicht ausreichend hilft, ist Rhus toxicodendron eine bewährte Folgearznei. Bei Folgen von Überanstrengung, z. B. einem Hexenschuss nach Verheben oder Überheben, ist dieses Arzneimittel ebenfalls angezeigt. Treten Gliederschmerzen, Erkältungserscheinungen, Schiefhals und schmerzhafte Genickbeschwerden in der Folge von Durchnässung mit anschließender

Abkühlung auf (Regen, kalter Wind, Verdunstungskälte nach Schwitzen, Anbehalten des nassen Badeanzugs), so hat sich dieses Arzneimittel besonders bewährt. Die Arznei wirkt aber auch ausgezeichnet bei grippalen Infekten, die mit Fieber und Kopf- und Gliederschmerzen einhergehen. Das Mittel ist in der Lage, die heftigen Schmerzen, die oft den ganzen Körper ergreifen und den Betroffenen stark beeinträchtigen, zu lindern und Ruhe in den Organismus einkehren zu lassen.

Beschwerden auf einen Blick
Gemüt
➤ Unausgeglichenheit, Unruhe
➤ Gereiztheit
➤ Großer Bewegungsdrang
Körper
➤ Folgen von Zerrungen, Überanstrengung
➤ Beschwerden durch Nässe, Kälte, Zug
➤ Die Schmerzen sind in Ruhe und am Anfang der Beschwerden schlimmer und werden bei fortgesetzter Bewegung besser
➤ Ruhelosigkeit, muss sich im Bett bewegen oder aufstehen
➤ Herpesbläschen an den Lippen
➤ Belegte Zunge mit roter Zungenspitze, die empfindlich ist
➤ Grippale Infekte mit Gliederschmerzen
➤ Reißende Gelenk- und Muskelschmerzen
Besser: durch Wärme, warme Auflagen, Massagen, Bewegung
Schlechter: in Ruhe, durch Kälte, nachts und im Bett

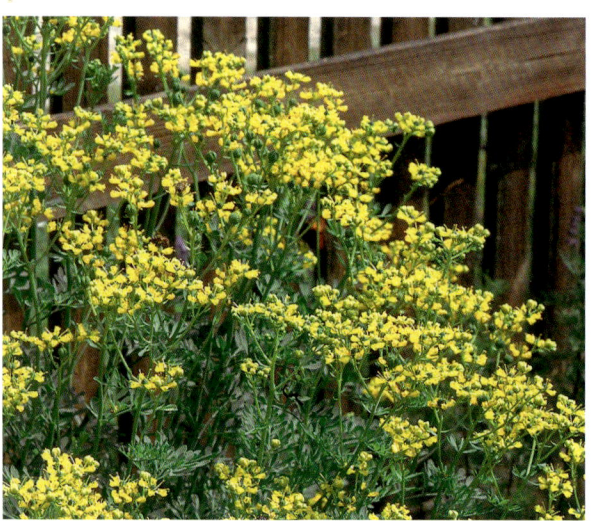

Die homöopathische Zubereitung aus der Weinraute ist zur Therapie von Prellungen bewährt.

Ruta

Die Weinraute wurde schon in der Antike zu Heilzwecken eingesetzt. Vor allem bei Verdauungsbeschwerden fand die Pflanze Anwendung.

Wann hilft Ruta?

In der Homöopathie gilt Ruta als wichtiges Mittel bei Prellungen an Körperteilen, wo direkt der Knochen beziehungsweise die Knochenhaut betroffen ist. Eine weitere Indikation sind Augenbeschwerden durch Überanstrengung der Augen (z. B. Arbeit am Computerbildschirm).

Beschwerden auf einen Blick

Körper

➤ Gefühl wie zerschlagen oder überanstrengt

➤ Überanstrengung der Augen mit Augenschwäche und Kopfweh

➤ Prellung der Knochen (Schienbein, Rippen)

Spongia

Das homöopathische Arzneimittel Spongia wird aus Meeresschwämmen, vor allem aus dem Mittelmeer, dem Atlantik und dem Roten Meer, gewonnen.

Zur Arzneiherstellung wird der Ausgangsstoff geröstet. Die Hauptinhaltsstoffe, die auch durch das Rösten erhalten bleiben, sind Brom und Jod.

Wann hilft Spongia?

Spongia hilft besonders gut bei Husten und Halsentzündungen, die im Rahmen einer Erkältung oder eines sonstigen fieberhaften Infektes auftreten. Bewährt ist diese Arznei beim Pseudokrupphustenanfall, wenn Aconitum nicht geholfen hat (zweites Mittel). Besonders typisch sind nächtliche Hustenanfälle, bei denen sich das Kind wegen Atemnot und einem Gefühl des Erstickens aus dem Liegen zum Sitzen aufrichten muss. Ähnlich wie Aconitum steht bei Erkältungen durch kalten Wind die Arznei Spongia zur Wahl.

Beschwerden auf einen Blick

Gemüt

➤ Angst beim Husten

Körper

➤ Trockener, bellender, quälender Husten Tag und Nacht

➤ Atemnot

➤ Kehlkopfhusten, der sich anhört, als würde ein Kiefernbrett durchgesägt

➤ Nächtliche Hustenanfälle mit Erstickungsgefühl

➤ Muss mit aufgerichtetem Oberkörper liegen, da Flachliegen verschlechtert

➤ Raue Stimme und Heiserkeit

Besser: durch Essen und Trinken (Husten), das Aufhängen feuchter Tücher (lindert den Husten)

Schlechter: durch Sprechen und Singen, trockenes Wetter und trockene Räume, im Liegen, durch kalte Getränke, nachts vor Mitternacht

Staphisagria

Diese Arznei wird aus Stefanskörnern oder Läusepfeffer *(Delphinium staphisagria)* hergestellt und zwar aus den Samen dieser Pflanze. Sie ist in Südeuropa heimisch und mit dem Rittersporn verwandt. Als Salbe wurde diese Arzneipflanze früher gegen Läuse angewendet, woher auch ihr deutscher Name rührt.

Wann hilft Staphisagria?

Diese Arznei wirkt bei Folgen von Ärger, besonders wenn er unterdrückt wird sowie bei Demütigung und Kränkung. Weitere Einsatzgebiete sind Folgen von Schnittverletzungen und Operationen, wenn sich bei der Wundheilung Probleme einstellen.
Auch Beschwerden nach Zahnbehandlungen, z. B. nach Abschleifen der Zähne und Parodontosebehandlungen, zeigen die Arznei Staphisagria an.

Beschwerden auf einen Blick

Gemüt
➤ Ärgerliches Gemüt
➤ Wirft mit Gegenständen, die gerade zur Hand sind
Körper
➤ Schnittwunden verheilen schlecht
➤ Heftige Zahnschmerzen
➤ Periodisch auftretende Zahnschmerzen
➤ Überempfindlichkeit der Zähne

Symphytum

Die homöopathische Arznei wird aus der vor der Blüte gesammelten Wurzel des Beinwells hergestellt. Ein Hauptwirkstoff ist Allantoin, der sich bei der Wundheilung bewährt hat. Beinwell wird in der Homöopathie vor allem zur Behandlung von Knochenverletzungen angewendet. Es existiert noch keine Arzneimittelprüfung am Gesunden. Seine Anwendung beruht nur auf Erfahrungswerten.

Wann hilft Symphytum?

Die Arzneipflanze zeigt eine günstige Wirkung bei Knochenbrüchen, Verletzungen der Knochenhaut und des Knochens. Symphytum unterstützt die Heilung von Knochenbrüchen und lindert die Schmerzen.
Darüber hinaus hat sich Symphytum bei Verletzungen des äußeren Auges bewährt.

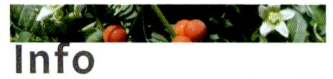

Info

Symphytum ist das Spezifikum für Verletzungen der Knochenhaut und der Knochen, so wie es Arnika und Ledum für Verletzungen der Weichteile, Hypericum für Verletzungen der Nerven und Rhus toxicodendron für Verletzungen der Sehnen und Bänder sind.

Beschwerden auf einen Blick

Körper

➤ Schmerzen infolge von Knochenbrüchen

➤ Schlecht heilende Knochenbrüche

➤ Augenumgebung durch Verletzung mit einem stumpfen Gegenstand (»blaues Auge«)

Veratrum album

Diese Heilpflanze heißt auf Deutsch Weiße Nieswurz oder Weißer Germer und war schon Hippokrates zur Behandlung von Magen-Darm-Problemen bekannt. Im Altertum und Mittelalter wurde sie als Erbrechen erregendes Mittel und als Niespulver bei vielerlei Krankheiten eingesetzt. Die Pflanze ist stark giftig.

Wann hilft Veratrum album?

Die homöopathische Arznei eignet sich bevorzugt bei Kreislaufschwäche und Ohnmachtsanfällen. Sie ist bewährt bei Magen-Darm-Infektionen und bei Verdauungsstörungen durch verdorbenes Fleisch. Heftiges Erbrechen, Durchfall und Bauchkrämpfe lassen sich gut mit Veratrum album behandeln. Auch bei Folgen von Hitzschlag mit Erbrechen und Durchfall ist das Arzneimittel angezeigt. Wenn es in der Folge von Körperflüssigkeitsverlust zu Beschwerden kommt, ist ebenfalls an die Anwendung dieses Arzneimittels zu denken.

Beschwerden auf einen Blick

Gemüt

➤ Angstzustände

➤ Folge von großem Schreck

➤ Schwäche, Erschöpfung

Körper

➤ Kreislaufschwäche, Kollaps mit kalter Haut, blauen Lippen, kaltem Schweiß

➤ Kalter Schweiß auf der Stirn

➤ Eingefallenes blasses Gesicht

➤ Herzklopfen

➤ Puls schnell und schwach

➤ Durst auf kaltes Wasser

➤ Erbrechen, Durchfall, schneidende, kolikartige Bauchschmerzen

Besser: durch Wärme, heiße Kompressen, im Liegen

Schlechter: durch kalte Getränke (trotz Frösteln kann Verlangen nach kaltem Wasser bestehen)

Die homöopathische Hausapotheke

Im vorangegangenen Kapitel finden Sie alle homöopathischen Mittel, die sich aus der Erfahrung in der Praxis für die häufigsten Krankheiten und Beschwerden bewährt haben. Diese sollten deshalb auch in Ihrer homöopathischen Hausapotheke nicht fehlen. Sie können jede Potenzhöhe, von der 4. bis zur 30., die Sie schon zu Hause haben, erfolgreich anwenden.

Gut geeignet für die Vorratshaltung sind **Globuli**. Sie können sich die einzelnen Arzneien kaufen, wir empfehlen entweder C12 (D12), alternativ auch C30 (D30) oder LM3. Es gibt auch sogenannte **Taschenapotheken** mit Glasröhrchen, die individuell bestückt werden können. Arzneimittelhersteller bieten auch bereits befüllte Taschenapotheken an.

Arzneimittel müssen heute ein Verfallsdatum tragen. Die Erfahrung hat jedoch gezeigt, dass die Potenzen ab C12 (D12) ihre Wirksamkeit über Jahrzehnte behalten, wenn sie vor Licht und Wärme geschützt aufbewahrt werden.

In der praktischen Taschenapotheke sind die homöopathischen Arzneien in Glasröhrchen aufbewahrt.

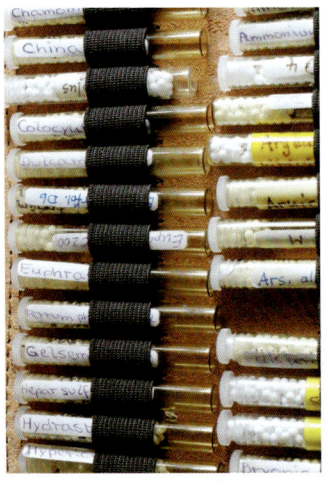

Weitere Arzneiformen

Neben den in diesem Ratgeber schon häufig genannten Globuli, der in der Homöopathie am häufigsten verwendete Arzneiform, gibt es auch

➤ **Tropfen** = Dilutionen (dil.), die aus den Urtinkturen – meist mit Alkohol – bereitet werden,

➤ **Pulver** = Triturationen (trit.), in denen der Arzneistoff aufs Feinste verrieben wird,

➤ **Tabletten** = Tabulettae (tbl.), die durch Pressen von Arznei-Pulver hergestellt werden.

Wenn Sie eine homöopathische Arznei einmal in Tropfen- oder Tablettenform vorrätig haben, können Sie natürlich auch diese verwenden. Dabei sollen Sie beachten, dass 1 Tablette und 1 Tropfen eine größere Gabe sind als 1 Globulus. Der Grund für die Homöopathen, Globuli zu verwenden, war nämlich der, dass 1 Tropfen einer bestimmten Arzneipotenz noch zu heftige Wirkungen auslöste. Deshalb verordneten sie zuerst einen Teil eines Tropfens, also etwa einen halben Tropfen. Da das sehr schwierig ist, befeuchteten sie dazu eine große Zahl von Zuckerkügelchen mit einem Tropfen dieser Arzneipotenz und verteilten so einen Tropfen auf eine große Zahl Globuli. **Ein einziger** solcher Globulus war in der Regel schon ausreichend, um die Besserung in Gang zu setzen.

Kennt man diesen Hintergrund zur Entstehung der Globuli, wird offensichtlich, welch große Bedeutung die kleinen Gaben in der Homöopathie haben. Deshalb sollten Sie einen Tropfen Arzneipotenz oder eine Tablette unbedingt in Wasser auflösen, bevor Sie davon eine geringe Menge, etwa ¼ oder ½ Teelöffel einnehmen.

Beachten Sie dieses, können Sie ohne Weiteres Arzneien in D-Potenzen, C-Potenzen und LM-Potenzen auch als Tropfen oder in Tablettenform, einsetzen. Beachten Sie die Haltbarkeit von homöopathischem Pulver oder Tabletten, da der Milchzucker, der als Träger verwendet wird, sich mit der Zeit zersetzt.

So können Sie die Wirkung der Homöopathika unterstützen

Wenn Sie die folgenden Hinweise beachten, können Sie viel dazu beitragen, mit einer homöopathischen Behandlung optimale Wirkungen zu erzielen.

➤ Halten Sie sich an die Dosisempfehlungen, die Sie von Ihrem Homöopathen oder diesem Ratgeber bekommen haben. Es gilt nicht der Grundsatz: »Viel hilft viel«, denn zu große Mengen einer Arznei können die Besserung verzögern oder sogar verhindern.

➤ Dilutionen, Verreibungen oder Tabletten in der beschriebenen Dosierung nur als Auflösung in reinem Wasser einnehmen. Nicht mit anderen Getränken wie Saft oder Tee verdünnen!

➤ Starke Gewürze oder Genussmittel wie Kaffee, Nikotin und Alkohol während der Behandlung meiden, da sie die Wirkung der Mittel schwächen können.

➤ Sollten Sie bestimmte Medikamente regelmäßig einnehmen (müssen), informieren Sie Ihren Homöopathen.

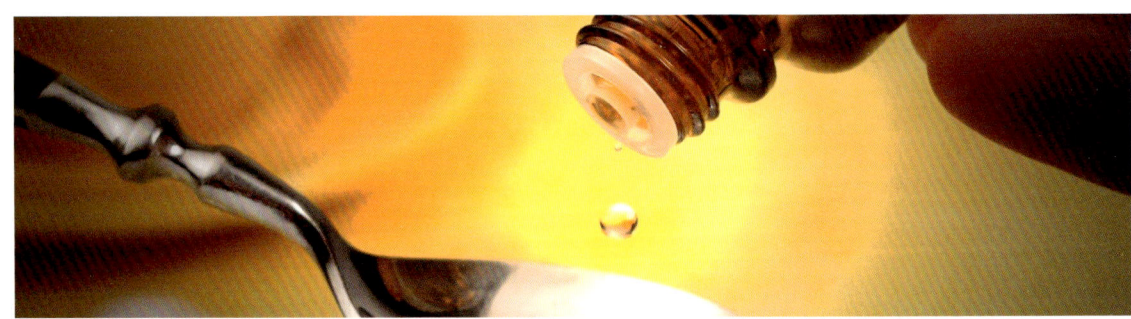

Besuch beim Homöopathen

Den richtigen Homöopathen zu finden,
erfordert manchmal etwas Zeit und
Geduld, denn Sie sollten Vertrauen
haben und sich gut aufgehoben fühlen.
Wann es nötig ist, sich fachliche
Hilfe zu suchen, und wie ein Homöopath arbeitet, erfahren Sie in
diesem Kapitel.

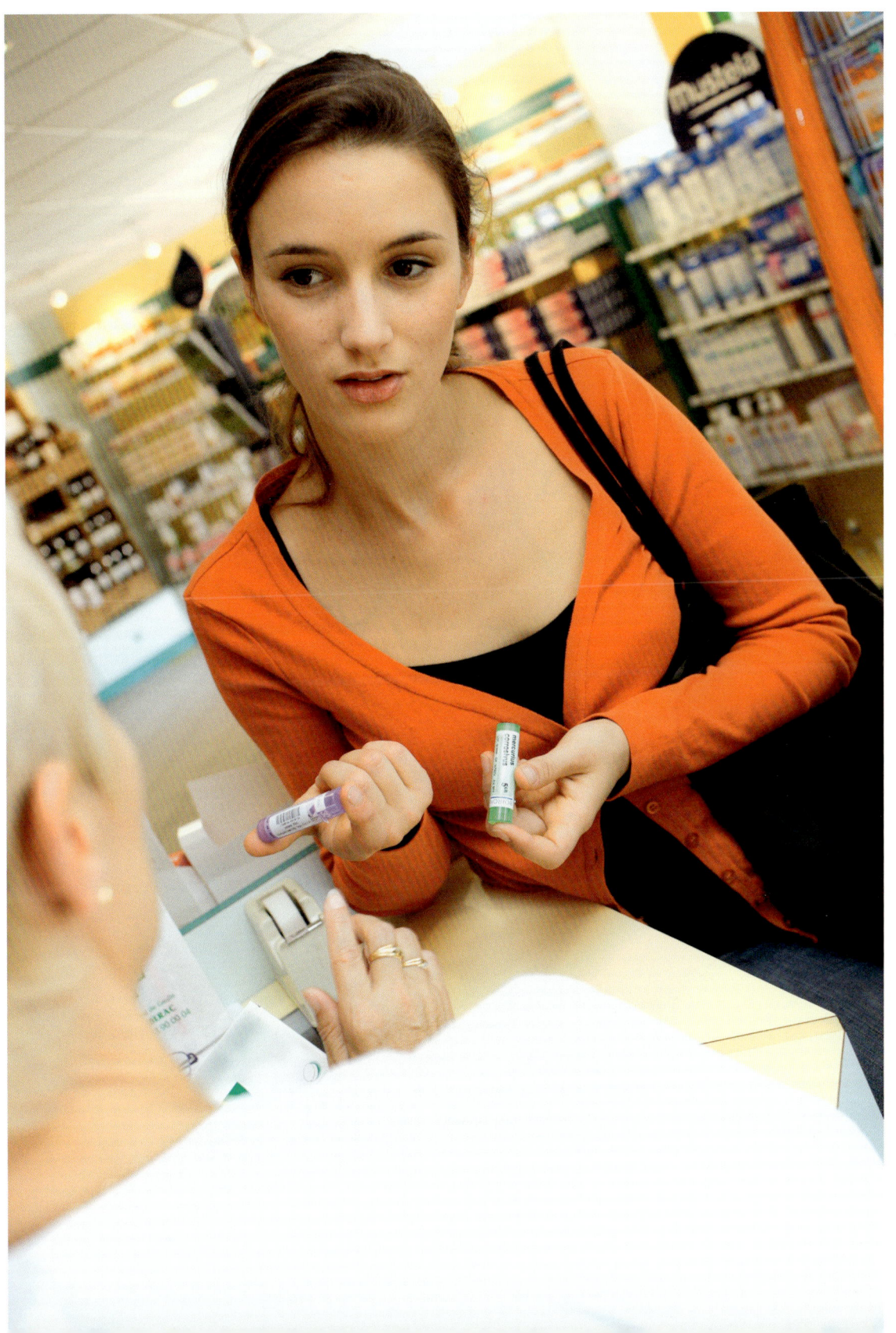

Selbstbehandlung am besten unter Anleitung

Seit es die Homöopathie gibt, wurde sie nicht nur als Heilweise von Ärzten angewendet, sondern auch von Pfarrern und Lehrern sowie im Rahmen der häuslichen Selbsthilfe von Familien, die sich ihr Wissen in Laienvereinen erworben hatten. Auch heute ist die Selbstmedikation mit Homöopathie sehr gefragt, was auf das zunehmende Gesundheitsbewusstsein zurückzuführen ist.

Allerdings sind Grundkenntnisse über die Homöopathie und ihre Anwendung, die dieser Ratgeber vermittelt, eine Voraussetzung für die Selbstmedikation mit Homöopathie. Ausschlaggebend für einen Therapieerfolg sind nämlich die richtige Auswahl sowie die richtige Anwendung der Heilmittel. Daher benötigen Sie für eine Selbstbehandlung Kenntnisse über einen sachgerechten Einsatz der Homöopathie, die Wirkungen der Arzneimittel und ihre Dosierung. Die von den Herstellern angegebenen Dosierungen sind eine allgemeine Empfehlung und müssen unbedingt an die individuelle Empfindlichkeit jedes Menschen angepasst werden. Homöopathisch behandelnde Ärzte und Heilpraktiker bieten Kurse und Arbeitskreise für Laien an. Solche Schulungen sind sehr hilfreich und geben Ihnen das Gefühl größerer Sicherheit im Umgang mit homöopathischen Arzneien.

Was genau heißt Selbstmedikation?

Unter Selbstmedikation versteht man die eigenverantwortliche Behandlung von leichten Erkrankungen und Verletzungen. Sie kann ausschließlich mit Arzneimitteln erfolgen, die nicht der Verschreibungspflicht unterliegen. Dies trifft auf alle registrierten homöopathischen Arzneimittel ab einer bestimmten Potenzstufe zu (in der Regel ab D4, C3 oder LM(Q) 1).

Wo sind die Grenzen der Selbstbehandlung?

Für Sie ist bei der Selbstmedikation wichtig zu wissen, dass Sie besonders aufmerksam sein sollten, um ernsthafte Erkrankungen rechtzeitig zu erkennen und dann einen Spezialisten zu konsultieren. Leichte und akute Erkrankungen eignen sich ohne Weiteres zur Selbstbehandlung. Zu beachten ist aber auch hier, dass die Therapie nur über einen kurzen Zeitraum erfolgen sollte. Bessern sich die Beschwerden nicht oder verschlimmern sie sich gar, sollten Sie unverzüglich die Hilfe eines Arztes oder Heilpraktikers in Anspruch nehmen. Auch wenn Sie unsicher sind oder sich Sorgen machen, sollten Sie sich nicht scheuen, beim Arzt oder Heilpraktiker vorstellig zu werden. Die Fachleute können feststellen, ob weiterhin eine Selbstbehandlung möglich ist oder ob sich der Einsatz anderer Arzneimittel, z. B. Antibiotika, als notwendig erweist.

Auch Schwangere sollten mit der Selbstmedikation besonders vorsichtig sein, da in dieser Zeit häufig eine höhere Empfindlichkeit des Organismus besteht und die Arzneien daher besonders sorgsam ausgewählt und dosiert werden müssen.

Wir raten den Frauen, sich mit dem betreuenden Arzt, Heilpraktiker oder der Hebamme abzustimmen.

Therapie chronischer Krankheiten nur beim Homöopathen!

Bei langwierigen Leiden wie z. B. Asthma bronchiale, Neurodermitis, Rheuma oder Migräne ist eine Selbstmedikation nicht geeignet, da die Behandlung solch chronischer Krankheiten eines ganz spezifischen und umfassenden Wissens bedarf. Die Therapie mit der Wahl und Dosierung der Arznei sowie die Beurteilung des Heilungsverlaufs sollten Sie deshalb einem homöopathischen Arzt oder Heilpraktiker anvertrauen.

Zur homöopathischen Behandlung einer Patientin mit Migräne beispielsweise gehört die genaue Aufnahme der Symptomatik des Kopfschmerzes. Es kann von Bedeutung sein, wie sich der Schmerz anfühlt, wodurch er sich bessert oder verschlechtert, wo er genau lokalisiert ist und wohin er möglicherweise ausstrahlt. Außerdem ist wichtig zu erfassen, zu welcher Tageszeit und in welchen Zeitabständen die Kopfschmerzattacken auftreten und ob bestimmte Beschwerden die Migräne ankündigen oder in anderen Körperregionen den Anfall begleiten, z. B. Übelkeit oder Lichtempfindlichkeit. Über diese Informationen hinaus sind andere Erkrankungen, die neben der Migräne noch bestehen, von Bedeutung. Störungen der Monatsblutung und Veränderungen im Geistes- und Gemütsbereich oder Störungen des Schlafes können deutlich Hinweise geben auf eine Arznei, die alle Beschwerden, einschließlich der Kopfschmerzen, bessern und möglicherweise sogar heilen kann.

Zusätzlich gibt häufig die Familienanamnese, die Erkrankungen innerhalb der Verwandtschaft erfasst, wichtige Hinweise zum Verständnis von Krankheitszusammenhängen. Auch der Einfluss des sozialen Umfeldes ist zu berücksichtigen. Unter den vielen möglichen Arzneien kann so die eine, auf den individuellen Erkrankungsfall passende, gewählt werden. Diese umfassende Diagnostik und Therapie, die sich wie ein Puzzle aus vielen einzelnen Teilen zusammensetzt, wäre bei einer Selbstbehandlung kaum zu bewerkstelligen und würde den Betroffenen mit großer Wahrscheinlichkeit überfordern sowie auch verunsichern.

Arzneien für chronische Krankheiten

Für die Behandlung chronischer Krankheiten wird in der Homöopathie eine spezielle Gruppe von Arzneimitteln verwendet. Es handelt sich um homöopathische Mittel, die eine Vielzahl von Symptomen hervorrufen können. Bei vielen sind gleich mehrere Tausend Symptome bekannt, bei denen sie eingesetzt werden können. In der Hauptsache handelt es sich um mineralische Arzneistoffe, einige wenige sind pflanzlichen Ursprungs, und einige werden aus tierischen Grundstoffen zubereitet. Hier lernen Sie die wichtigsten Mittel zur Therapie chronischer Leiden kennen:

Calcium carbonicum: Aus der weißen Mittelschicht der Austernschale, dem Teil, der zwischen der grauen Außenschicht und dem Perlmutt auf der Innenseite liegt, wird das Arzneimittel Calcium carbonicum hergestellt, das zu den am häufigsten angewendeten Arzneimitteln in der Homöopathie zählt.

Sepia: Eine andere sehr wichtige Arznei ist Sepia, die aus der Tinte des Tintenfisches hergestellt wird.

Lachesis: Auch das Gift der südamerikanischen Buschmeisterschlange findet in der Homöopathie häufige Anwendung. Durch die besondere Zubereitung in der Homöopathie hat die Arznei keinerlei Giftigkeit mehr, und es kann alleine die Heilwirkung zur Anwendung kommen.

Lycopodium: Eine sehr häufig zur Behandlung chronischer Krankheiten gebrauchte Arznei aus dem Pflanzenreich. Sie wird aus den Sporen des Bärlapps, eines Farns, gewonnen.

Thuja: Der Arzneistoff aus dem Lebensbaum, der auch mehr oder weniger erfolgreich als Tinktur auf Warzen aufgetragen wird, ist eine weitere wichtige Pflanzenarznei in der homöopathischen Behandlung chronischer Gesundheitsstörungen.

Mineralische Arzneien, die von Homöopathen häufig verwendet werden, sind:

➤ Sulfur (Schwefel)
➤ Phosphorus (der weiße Phosphor)
➤ Jodum (Jod, ein Spurenelement, das für die Funktion der Schilddrüse bedeutend ist)
➤ Natrium muriaticum (das aus Kochsalz hergestellt wird)
➤ Zincum (Zink ist ein Spurenelement)
➤ Silicea (Kieselerde)
➤ Graphites (eine Form des natürlich vorkommenden Kohlenstoffs)
➤ Causticum (die chemisch hergestellte Substanz Kaliumhydoxid).

Die Elemente, die in diesen Stoffen enthalten sind, haben in unserem Organismus bedeutende Aufgaben. Sie sind Bausteine von Energieträgern (z. B. Phosphor im Energiemolekül ATP), bedeutend für den Haushalt der Körpersäfte (z. B. Natrium) sowie für die Erregungsleitung der Nerven. Sie spielen außerdem bei der Muskelkontraktion und beim Knochen- und Zahnaufbau eine Rolle (z. B. Calcium und Phosphor).

Häufige Irrtümer: Was ist akut? Was chronisch?

Eine gut ausgebildete Homöopathin oder ein Homöopath wählt unter allen bekannten Arzneimitteln das für den einzelnen Patienten am besten passende aus. Im Behandlungsverlauf können auch mehrere Arzneien aufeinander folgen. Es ist verständlich, dass eine solch komplexe Therapiestrategie ausschließlich in die Hände von Fachleuten gehört. Der Homöopath muss außerdem wissen, welche Erkrankungen zur Kategorie »chronisch« zählen. So werden z. B. Hautleiden irrtümlicherweise häufig als geeignet für die Selbstbehandlung erachtet. Dies ist aber nur bei ausgewählten Störungen, etwa einem Herpes labialis (Bläschenausschlag der Lippen), der Fall, der in der Regel gut auf die Behandlung mit Rhus toxicodendron anspricht. Andere Probleme wie Warzen oder Hämorrhoiden sollen nicht selbst therapiert werden, weil es sich nicht um leichte und akute Erkrankungen handelt. Häufig spielen in die Entstehung dieser Leiden nämlich auch Störungen in anderen Organbereichen hinein. Dies muss durch eine sorgfältige Diagnostik abgeklärt und mit in die Behandlung eingeschlossen werden. Deshalb finden Sie im folgenden Kapitel »Erfolgreich selbst behandeln« ab S. 68 eine klare Ein-

grenzung der Erkrankungen, die für eine verantwortliche Selbstbehandlung geeignet sind.

Wie findet man einen guten Homöopathen?

Wenn Sie einen Homöopathen suchen, dann hilft an erster Stelle
eine Empfehlung aus Ihrem Freundes- und Bekanntenkreis. Dabei
müssen Sie beachten, dass viele Menschen nicht wissen, was
Homöopathie genau bedeutet und diese Heilmethode durchaus
auch einmal mit Naturheilkunde verwechseln. Außerdem wird oft
fälschlicherweise angenommen, dass jeder Heilpraktiker mit Homöopathie behandeln würde. Sie sollten deshalb genau nachfragen,
wie der Arzt oder Heilpraktiker arbeitet und sich dies auch bei einer
ersten Kontaktaufnahme zur Terminvereinbarung bestätigen lassen.
Sie müssen dabei Ihr Anliegen, mit Homöopathie behandelt zu werden, deutlich nennen. Dass Sie sich bei diesem ersten Kontakt auch
über die entstehenden Kosten informieren wollen und sollen, halten
wir für selbstverständlich. Zögern Sie nicht, den wichtigen Punkt der
Kosten und auch der möglichen Erstattung durch die Krankenkasse
anzusprechen (siehe Kasten auf S. 63).
Erhalten Sie keine Empfehlung durch Freunde und Bekannte, können
Sie in Branchenbüchern unter »Ärzte und Heilpraktiker« nachschlagen. Achten Sie darauf, dass die Therapieform »Klassische Homöopathie« angegeben ist. Der Zusatz »Klassische« sichert, dass Sie
nach den Grundsätzen, die in diesem Buch aufgeführt sind, behandelt werden. Die Deutsche Gesellschaft für Klassische Homöopathie
(DGKH e.V.) und der Deutsche Zentralverein homöopathischer Ärzte
(DZVhÄ e.V.) führen Therapeutenlisten
und können Ihnen bei der Suche nach einem Homöopathen helfen. Diese Therapeutenlisten sind auch im Internet ein-
sehbar. Eine weitere Liste dieser Art führt
die Qualitätskonferenz des Bundes Klassischer Homöopathen Deutschlands (BKHD
e.V.). Die Homöopathinnen und Homöopathen haben sich hier freiwillig zur Qua-
litätssicherung verpflichtet. Auch bei der
Nennung von Therapeuten dieser Organisationen gilt jedoch, dass Sie deutlich sagen, nur eine Behandlung mit klassischer
Homöopathie in Anspruch nehmen zu
wollen. Lassen Sie sich darüber informie-

*Neben der Anamnese hat die
körperliche Untersuchung
auch in der Hömöopathie eine
Bedeutung.*

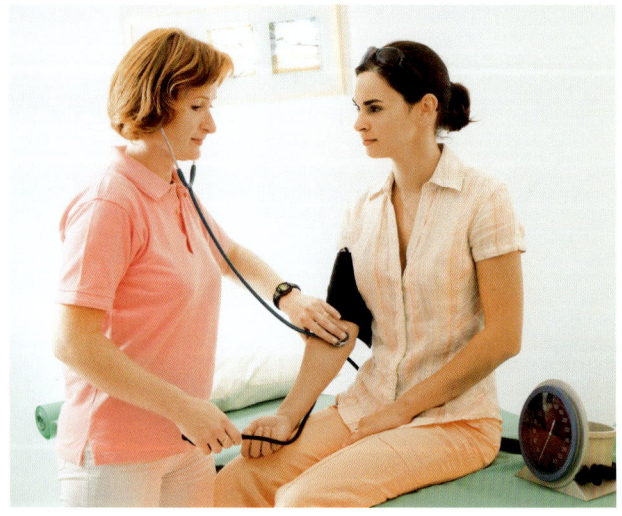

Homöopathie: Was zahlen die Kassen?

Private Krankenversicherungen übernehmen die Leistungen für die homöopathische Diagnostik sowie die verschriebenen Arzneimittel sehr häufig. Die gesetzlichen Krankenkassen dürfen die Kosten jedoch in der Regel nicht erstatten. Allerdings machen viele Krankenkassen Sonderverträge mit homöopathisch tätigen Ärzten. Bei diesen »Vertragsärzten« müssen Sie dann die Aufwendungen für die Erst- und Folgeanamnese nicht selbst tragen. Außerdem bieten viele Krankenkassen mittlerweile eine Zusatzversicherung für eine von Ärzten oder durch Heilpraktiker durchgeführte homöopathische Behandlung an.

ren, wie der jeweilige Therapeut vorgeht. Mit Hilfe der Angaben können Sie abschätzen, ob er klassische Homöopathie praktiziert. Die Adressdaten der angegebenen Organisationen finden Sie im Anhang dieses Buches auf S. 159.

Wie funktioniert die homöopathische Diagnostik?

Anhand einer kurzen Fallgeschichte möchten wir Ihnen veranschaulichen, wie die Diagnostik in der Homöopathie funktioniert und an welchen Punkten sie sich von der Schulmedizin unterscheidet.

Bettina Bauer (Name geändert) ist eine temperamentvolle, lebenslustige und aktive Frau Ende 30. Für ihre Familie ist sie immer voll da, ihren beiden Kindern ist sie eine gute Mutter, ihrem Mann eine vorbildliche Ehefrau und Partnerin. Sie ist für den Haushalt verantwortlich, organisiert von Putzen und Waschen bis Einkaufen und Kochen alles selbst und ist darüber hinaus noch engagiert und erfolgreich in ihrem Beruf als freischaffende Werbegrafikerin. Nach dem Angebot ihres Chefs, noch komplexere Aufgaben für die Agentur zu übernehmen, stellen sich in ihrem sowieso schon ausgefüllten Leben noch mehr Anforderungen: Ein Termin jagt den anderen, Bettina Bauer ist ständig unterwegs, ständig im Druck, alle wollen etwas von ihr. Die Folge: Sie arbeitet oft bis in die Nacht, hetzt sich ab und ist immer in Eile. Sie trinkt mehr Alkohol als früher und benötigt manchmal Unmengen Kaffee, um sich wach und aktiv zu halten. Nervosität, Schlafstörungen und häufige Kopfschmerzen werden zu den unliebsamen Begleitern dieses unruhigen Lebens. Als sich noch Rückenschmerzen dazugesellen, ent-

*schließt sie sich, zum Arzt zu gehen. Dieser zuckt – nachdem zahlrei-
che Labormessungen und technische Untersuchungen keine eindeuti-
gen Befunde erbrachten – mit den Schultern, sagt etwas von »allgemeiner Überlastung« und verschreibt Beruhigungstabletten gegen die
Nervosität und Schlafstörungen sowie Schmerzmittel gegen die Kopf-
und Rückenschmerzen. Bettina Bauer nimmt die Medikamente eine
Zeit lang, doch ganz wohl ist ihr dabei nicht. Sie spürt, dass so dem
Problem nicht beizukommen ist. Und ihr Körper scheint ihr dieses Gefühl zu bestätigen: Als ob er sie alarmieren wollte, reagiert er – nach
einer kurzen Ruhigstellung unter der Tablettenwirkung – mit immer
heftigeren Symptomen, die Beschwerden werden immer hartnäckiger.
Außerdem bekommt sie nun auch noch häufige Unterleibskrämpfe, die
sie zusätzlich schwer belasten und ihr Angst bereiten. Eine Freundin rät
Bettina Bauer, es doch einmal bei einem Homöopathen zu versuchen.
Sie selbst hätte mit einem chronischen – für die Schulmedizin thera-
pieresistenten – Hautleiden damit beste Erfahrungen gemacht.*

Ganzheitsprinzip statt Symptomorientiertheit

So wie Bettina Bauer und ihrer Freundin geht es vielen Menschen.
Wird ihnen durch die Schulmedizin nicht geholfen und sie merken,
dass ihnen die vielen Tabletten, die sie verschrieben bekommen, gar
keine Besserung bringen, suchen sie nach »alternativen« Heilmethoden, nach Verfahren, die ihnen ihre Gesundheit zurückbringen. Neben der Pflanzentherapie und den Heilweisen anderer Kulturen wie
beispielsweise der Traditionellen Chinesischen Medizin setzen immer
mehr Patienten dabei auch auf die Homöopathie.
Tatsächlich hat die Homöopathie mit den gängigen Behandlungs-
weisen der Schulmedizin nur wenig gemein. Schon im Ansatz, also
in der Betrachtungsweise des Menschen und der Krankheiten, finden
sich erhebliche Unterschiede. Während die moderne Medizin sich
ihrer technischen Errungenschaften – Labormessungen, Röntgen-
verfahren, endoskopische Organinspektion – bedient und bei der
Untersuchung des Menschen den Blick nur auf die einzelne Symptomatik richtet, geht die Homöopathie viel stärker ganzheitlich vor:
Der Untersucher sieht sich zuerst einmal den ganzen Menschen genau an, betrachtet ihn in seiner Einheit von Körper-Geist-Gemüt.
Technische Hilfsmittel, Labor- und Geräteuntersuchungen spielen
eine untergeordnete Rolle. Im Fall von Bettina Bauer wird der
Homöopath also nicht nur Kopf, Rücken oder Unterleib im Blick
haben, sondern die ganze Person, ihren Gesichtsausdruck, ihre Kör-
perhaltung, ihr Hautbild, ihre Bewegungen, ihre Gesten und vieles

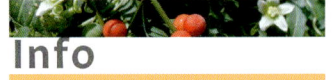

Info

*Mit der Erstanamnese, für
die in der Regel etwa zwei
Stunden veranschlagt wer-
den, verschafft sich der
Therapeut einen umfassen-
den Überblick über
alle mit der Krankheit ver-
bundenen Vorgänge im Le-
ben seines Patienten. Er
fragt auch nach ernsten Erkrankungen in der Ver-
wandtschaft, denn hier finden sich ebenfalls Hinweise
auf Krankheitszusammen-
hänge, die bei der Wahl des
homöopathischen Heilmit-
tels helfen.*

mehr. Außerdem wird er ihre Geschichte wissen wollen, alle Details der seelischen, körperlichen und sozialen Befindlichkeit, die zu dem jetzigen Zustand geführt haben.

Wichtig: viele Fragen und eine genaue Beobachtung

Gute Homöopathen zeichnen sich durch eine besondere Fähigkeit zur Beobachtung aus. Sie müssen die individuellen Ausprägungen der Zeichen einer Krankheit erkennen können. Das erfordert eine analytische Fähigkeit der Patientenbetrachtung sowie eine sorgfältige Registrierung und Auswertung der Symptome. Der homöopathisch tätige Arzt oder Heilpraktiker richtet also sein Augenmerk in umfassender Weise auf den kranken Menschen. Wie sich der Patient in seinem Gesamtbefinden präsentiert, ist ein wichtiger Teil der homöopathischen Krankheitserkennung und entscheidet über die Auswahl der jeweiligen Arzneimittel.

Deshalb haben das Patientengespräch, die Erhebung der Krankengeschichte sowie die körperliche Betrachtung und Untersuchung in der Homöopathie außerordentliche Bedeutung. Entsprechend umfangreich sind auch die sogenannten Anamnesebögen, Formulare, auf denen viele Fragen an den Patienten stehen und alle Symptome notiert werden.

Bettina Bauer hat sich bei dem Homöopathen, der ihr von ihrer Freundin empfohlen wurde, einen Termin geben lassen. Aus verschiedenen Gesprächen weiß sie schon, dass vieles in der Homöopathie-Praxis anders ablaufen wird als bei einem Arzt der Schulmedizin. Tatsächlich, statt sofort – wie bei ihrem Hausarzt – »zum Thema« zu kommen und sie nach ihren Beschwerden zu befragen, lässt sie der Homöopath verschiedene Dinge zu ihrem bisherigen Leben schildern. Er interessiert sich für ihre Alltagsgewohnheiten, ihre Beziehung zur Familie, zu Arbeitskollegen, ihre Vorlieben für bestimmte Speisen, ob sie Sport treibt und wenn ja welchen, ihre Hobbys usw. Alles scheint ihm wichtig, vor allem, was sich in der Zeit, seit sie krank ist, verändert hat. Besonders aufmerksam hört er sich an, wie Bettina Bauer beschreibt, dass sie sich in ihrer Doppelrolle als perfekte Haus- und engagierte Karrierefrau in der letzten Zeit öfter überfordert fühlt. Dass sie diese großen Belastungen vielleicht gar nicht auf sich nimmt, um sich selbst, sondern eher den anderen zu gefallen. Bei der Erhebung ihrer Geschichte stellt der Homöopath auch Fragen, die Bettina Bauer zunächst abstrus erscheinen, z. B., ob sie Kälte gut vertragen kann, in der Nacht aufwacht, und wenn ja zu welcher Zeit, ob sie schnell weint, wenn ihr etwas nahegeht, und wie es um ihre sexuelle Lust bestellt ist.

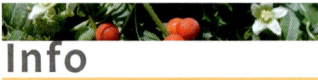

Suche nach den Wurzeln des Krankseins

All diese Fragen, die in dieser Ausführlichkeit in der Schulmedizin selten gestellt werden, haben eines zum Ziel: Sie sollen dem Homöopathen ermöglichen, das individuelle Erscheinungsbild der Krankheit der vor ihm sitzenden Person zu erfassen und zu verstehen. Warum und unter welchen – äußeren und inneren – Bedingungen wurde die Gesundheit der jeweiligen Person so gestört, dass sie erkrankte? Nicht alleine die Erhebung »objektiver Befunde«, sondern die Sammlung »subjektiver Wahrnehmungen« vermag am besten das Bild der Krankheit zu zeichnen und dem Homöopathen deutlich zu machen, worunter der Patient »eigentlich«, das heißt »ursächlich« leidet. So erfährt der homöopathische Arzt von Bettina Bauer, dass Kopf- und Rückenschmerzen, Verspannungen im Bauch, Nervosität und Schlafstörungen nun in Erscheinung tretende Zeichen einer tiefer gehenden, möglicherweise veranlagten, genetisch bedingten Krankheit sind. Und dass die Erkrankung ganz sicher mit ihrer sozialen, beruflichen und geschlechtlichen Rolle zusammenhängt und auch verwurzelt in ihrer Seele ist, in der Einstellung zu sich selbst und zu den Menschen ihrer Umgebung. Wenn der Homöopath dann der Patientin aufgrund des umfassenden Gesamtbildes eine Arznei verordnet, soll diese möglichst tief greifend auf ihr Kranksein wirken. Das homöopatische Mittel soll ihre Selbstheilungskräfte stärken, ihre Leistungsfähigkeit, ihr früheres Wohlbefinden und ihr inneres Gleichgewicht wiederherstellen. Außerdem wird Bettina Bauer im Rahmen der homöopathischen Therapie geraten, einige Gegebenheiten in ihrem Leben neu zu ordnen, damit sie wieder gesund werden und bleiben kann. Es kann beispielsweise sein, dass Aufgaben im Haushalt durch Mithilfe der Familienmitglieder gerechter verteilt werden. Auch berufliche Aufträge darf sie nur soweit annehmen, wie sie diese zu bewältigen vermag. Zudem muss sie dafür Sorge tragen, ausreichend Schlaf und ausreichende Entspannungsphasen zu haben.

Wie erfolgt die homöopathische Therapie?

Zurück zur Geschichte von Bettina Bauer: Hätte sie noch einmal einen Schulmediziner wie ihren Hausarzt konsultiert, wäre sie möglicherweise wieder mit den gleichen Verschreibungen aus der Praxis gegangen: einem Mittel zur Beruhigung und einem gegen Schmerzen und Verspannungen. Nun erhält sie vom Homöopathen jedoch ein einziges weißes Kügelchen, das er ihr direkt in den Mund gibt. Auf dem Fläschchen, aus dem das Kügelchen kommt, steht ein seltsam klingender Name – Nux vomica – und die Zahl C30. Das ist die Arznei, die sie nun von ihren Beschwerden befreien soll. Die Erfahrung zeigt, dass sich die Besserung nach einer einzigen Arzneigabe über Wochen und Monate erstrecken kann.

Nach dem ausführlichen Anamnesegespräch, der individuellen Prüfung und Analyse der Situation, bestimmt der Homöopath das Heilmittel, das ihm besonders passend erscheint. Um das Mittel richtig zu wählen, benötigt er umfassende Kenntnisse der Arzneimittelwirkungen. Auch die Dosierung der gewählten Arznei muss der Homöopath der Art der Erkrankung und der Empfindlichkeit des Patienten individuell anpassen. Die Behandlung erfolgt jeweils mit nur einem einzigen Arzneimittel. Im Fall von Bettina Bauer hat der Homöopath sich für Nux vomica in der Dosierung 1 Globulus entschieden. Im Verlauf der Behandlung kann diese Arznei wiederholt werden, es können allerdings auch nacheinander unterschiedliche Arzneien notwendig werden. Das heißt, auch Bettina Bauer bekommt später vielleicht noch zwei, drei andere Mittel, je nachdem, wie ihr allgemeines Befinden ist und ob möglicherweise noch weitere Beschwerden auftreten. Dazu sind regelmäßige Absprachen zwischen Therapeut und Patient unbedingt notwendig. Diese Folgegespräche dienen dazu, den Heilungsverlauf zu beurteilen. So können Änderungen bezüglich Dosierung und Arzneimittelwahl rechtzeitig bestimmt und ein Behandlungserfolg gesichert werden.

Homöopathie als ergänzende Behandlung

Wie Sie am Fall von Bettina Bauer erfahren haben, kann die Homöopathie als alleinige Behandlungsmethode eingesetzt werden und sehr erfolgreich sein. Sie eignet sich aber durchaus auch als Begleittherapie in Ergänzung zu anderen Behandlungen der konventionellen Medizin, sei es, um den schon verbesserten Zustand des Kranken noch weiter zu fördern, Nebenwirkungen anderer Therapien zu reduzieren, eine Dauermedikation zu vermeiden oder einen ursächlichen Heilungsprozess in Gang zu bringen, der andere Maßnahmen überflüssig macht. Der Anwendungsbereich der Homöopathie ist in der Hauptsache nicht durch klinische Diagnosen wie Migräne, Rheuma oder Asthma zu bestimmen. Vielmehr entscheidet die individuelle Ausprägung der Symptome des Patienten darüber, ob eine sichere Arzneimittelwahl möglich ist. Die ausschließliche Anwendung der Homöopathie ist angebracht, wenn es die Krankheit zulässt und im Rahmen der Sorgfaltspflicht nicht andere Behandlungsmethoden notwendig sind.

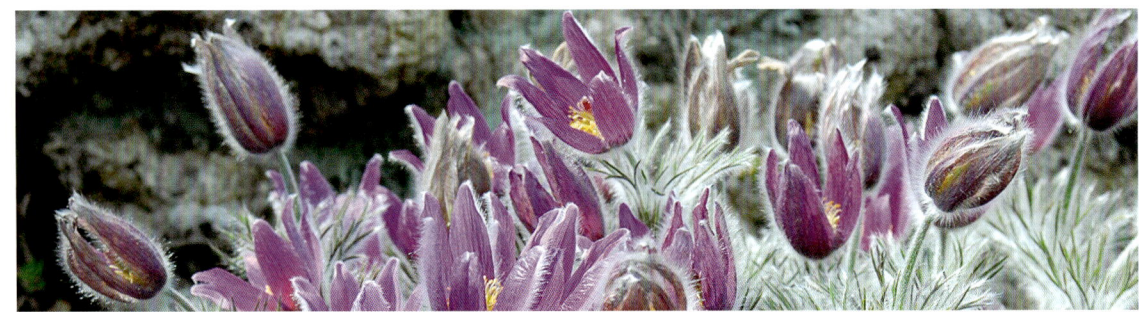

Erfolgreich selbst behandeln

Die Homöopathie ist eine großartige Heilkunst. Sie in der Selbsthilfe anzuwenden erweist sich als gar nicht so schwer. Beachten Sie ein paar grundlegende Regeln, und lassen Sie sich von den Diagnosepfaden in diesem Kapitel sicher zum passenden Mittel führen.

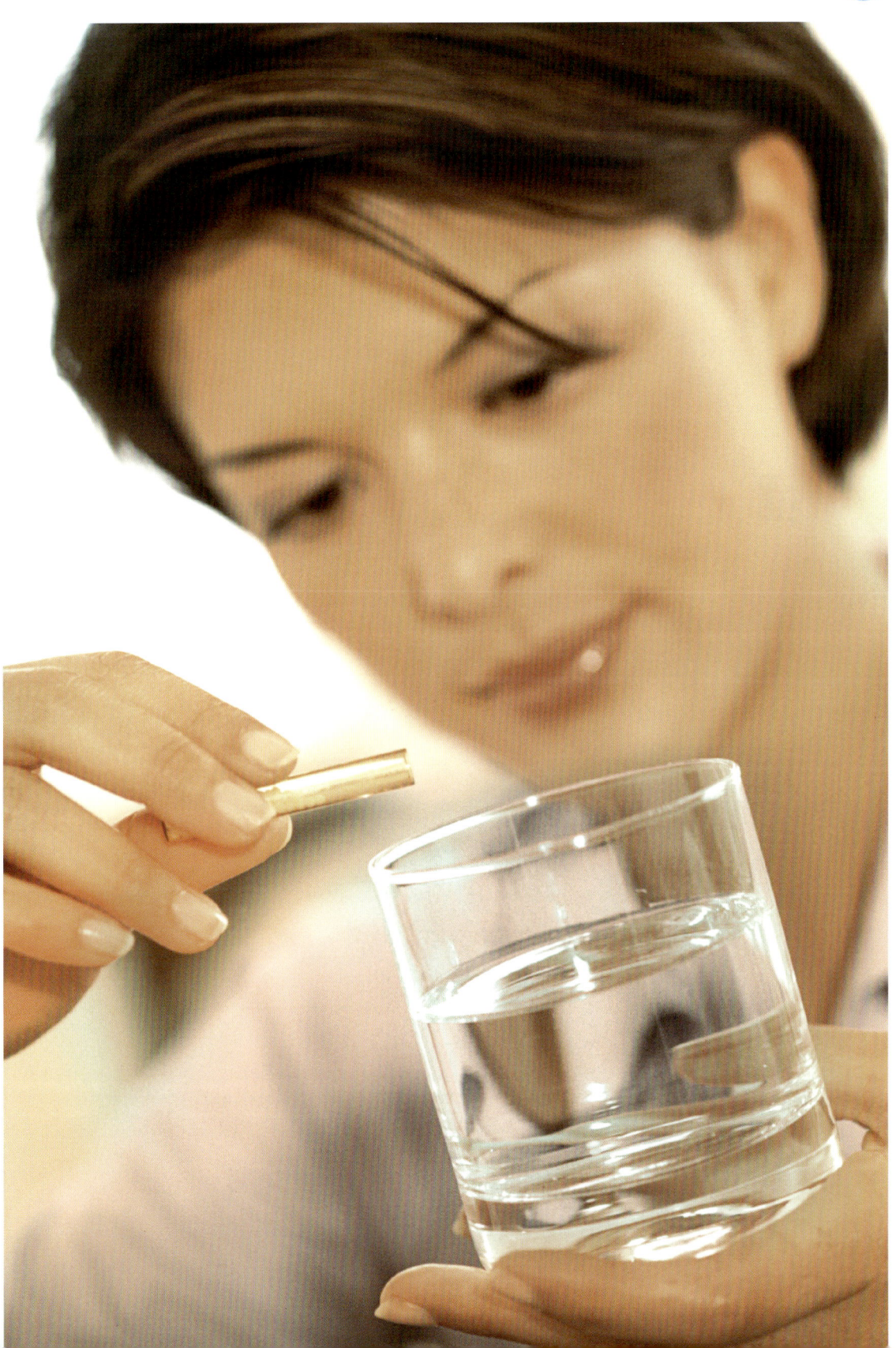

3 Schritte für eine sichere homöopathische Therapie

Schritt 1:
Finden Sie die passende Arznei

Eine große Besonderheit dieses Kapitels sind die sogenannten Diagnosepfade. Sie können diese wie spezielle »Wegweiser« nutzen, die Sie vom Symptom ganz einfach zu der Arznei führen, die für die Linderung Ihrer Beschwerden am besten geeignet ist. Achten Sie bei der Orientierung auf den Diagnosepfaden auch auf die Querverweise, die Ihnen weitere Behandlungsmöglichkeiten eröffnen. Wenn Sie bei der Eingrenzung der Symptome und Auswahl des Therapiemittels nicht sicher sind, können Sie auch im Register nachschlagen und werden so auf die entsprechenden Seiten verwiesen.

Der Diagnosepfad führt Sie – wie gesagt – zu einem oder auch mehreren Arzneimitteln. Bevor Sie sich dann endgültig entscheiden, sollten Sie die Informationen über diese Arznei im Kapitel »32 wichtige Homöopathika« ab S. 24 nochmals nachlesen, um die Ähnlichkeit des Arzneimittels mit den zu behandelnden Beschwerden festzustellen. So wird es auch möglich, zwischen zwei oder drei zur Wahl stehenden Mitteln das am besten passende zu bestimmen. Wenn Sie so vorgehen, arbeiten Sie wie die ersten Homöopathen, und diese waren sehr erfolgreich.

Schritt 2:
Wählen Sie die richtige Dosierung

Sie haben ja im Kapitel »Faszination Homöopathie« ab S. 8 erfahren, dass mit einer gezielten homöopathischen Therapie nur die Wirkungen der Arznei zum Tragen kommen sollten, an denen ein Patient leidet. Deshalb ist es so wichtig, die Arznei in sehr kleinen Gaben zu verabreichen, da nur dann gewährleistet ist, dass sie ausschließlich die erkrankten Teile des Körpers mit ihrer spezifischen Reizwirkung

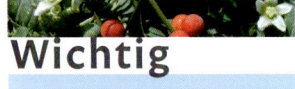

Wichtig

Zur erfolgreichen Anwendung der Arzneien ist die hier vorgegebene Dosierungsweise zu beachten! Jede Potenz (bis zur C 30) ist für die Behandlung geeignet, sodass Sie auf jeden Fall die Potenz, die Sie zu Hause haben oder die Ihre Apotheke vorrätig hat, verwenden können.

erfasst und nicht den gesamten Organismus durch Nebenwirkungen in Mitleidenschaft zieht. Auch dass die Reaktionsbereitschaft von Menschen auf eine homöopathische Arznei individuell sehr unterschiedlich ausfallen kann, bedingt eine vorsichtige Vorgehensweise, denn der eine Patient spricht weniger stark auf das Homöopathikum an, der andere dafür umso mehr.

Möglichkeit 1

➤ 1 Globulus trocken auf die Zunge. Nicht direkt darauf trinken oder essen (Karenzzeit 5–10 Minuten).

➤ Die Arzneiwirkung abwarten (Normalfall 1 Stunde).

Tritt nach kurzer und leichter Erstwirkung (siehe auch unter Schritt 3) eine deutlich zunehmende Besserung ein, können Sie abwarten. Möglicherweise ist keine weitere Arzneigabe nötig. Bei Infekten müssen Sie jedoch genau Ihr Befinden beobachten und die Arznei weiter einnehmen, wenn Sie keine Besserung der Beschwerden erkennen können.

Tritt keine deutlich erkennbare oder nur eine kurzzeitige Besserung ein, muss die Einnahme derselben Arznei wiederholt werden. Dazu lösen Sie 1 Globulus in ½ Glas Wasser (ca. 100 Milliliter) auf (Globulus eventuell zwischen zwei Löffeln zerdrücken) und nehmen nach kräftigem Umrühren (10-mal) ¼ Teelöffel Arzneilösung ein. Die Lösung können Sie an einem kühlen, lichtgeschützten Ort maximal 3 Tage aufbewahren.

Je nach Veränderung des Krankheitszustandes können Sie nun jedes Mal nach vorherigem, kräftigem Umrühren weitere Mengen der Arzneilösung einnehmen. Gegebenenfalls können Sie die Dosierung auf ½ oder 1 ganzen Teelöffel erhöhen, wenn die Reaktion nicht deutlich und anhaltend genug ist. Nach 3 Gaben sollte zumindest eine kurzzeitige Besserung beobachtbar sein. Diese Besserung dient Ihnen als Bestätigung dafür, dass das Mittel passt und es sinnvoll ist, mit diesem Mittel weiterzubehandeln.

Möglichkeit 2

Sie stellen gleich mit Ihrer ausgewählten Arznei eine Lösung her – wie oben beschrieben – und nehmen ¼ Teelöffel, gegebenenfalls auch mehr ein. Diese Vorgehensweise ist besonders dann sinnvoll, wenn Sie bereits die Erfahrung gemacht haben, dass Sie sehr empfindlich auf homöopathische Arzneien reagieren. Vor jeder weiteren Arzneieinnahme sollten Sie die Lösung kräftig umrühren (etwa 8- bis 12-mal), damit Gaben in kürzeren Abständen gut verträglich bleiben.

Wenig ist mehr

Vielleicht wundern Sie sich, dass die in diesem Buch empfohlene Dosierung weit unter den sonst üblichen Empfehlungen von zwei- bis dreimal täglich 3 bis 5 Globuli liegen. Erfahrungen aus der Praxis sowie neue Erkenntnisse zeigen, dass diese Dosis oft viel zu hoch ist und es – vor allem bei empfindlichen Menschen – zu Nebenwirkungen im Sinne einer Verschlechterung des Krankheitsbildes kommen kann. Mit der behutsamen Dosierung von 1 Globulus, der sogar noch in einer Lösung verdünnt werden kann, sind Sie in jedem Fall auf der sicheren Seite.

Schritt 3:
Beurteilen Sie die Arzneiwirkung

Keine Veränderung nach der ersten Arzneigabe
So machen Sie weiter: Wiederholen Sie die Einnahme in der auf S. 71 beschriebenen Vorgehensweise.

Erstverschlimmerung
Bei diesem recht häufigen Phänomen einer homöopathischen Behandlung verstärken sich bisher vorhandene Symptome etwas. Die Erstverschlimmerung vergeht aber schon nach kurzer Zeit (maximal 1 Stunde), und danach tritt eine Besserung ein.
So machen Sie weiter: Tritt eine Erstverschlimmerung nach einer ersten Arzneigabe oder nach einer der Wiederholungen auf, ist dies für Sie ein Zeichen, dass Sie die Arznei gut ausgewählt haben. Nun können Sie die weitere Wirkung erst einmal abwarten. Häufig reicht diese Dosis schon aus. Erst wenn Sie registrieren, dass keine weitere Besserung Ihrer Beschwerden eintritt, sollten Sie die Arzneieinnahme wiederholen.

Verschlimmerung
Eine anhaltende Verschlimmerung kann dadurch verursacht sein, dass die Dosis der Arznei zu hoch war (was bei der zuvor dargestellten Verfahrensweise praktisch jedoch ausgeschlossen ist). Eine weitere Möglichkeit ist, dass die Erkrankung weiter fortschreitet und die Beschwerden deshalb zunehmen.
So machen Sie weiter:
a) Bei zu großer Gabe die Arznei in deutlich kleinerer Gabe wiederholen.
b) Bei Fortschreiten der Krankheit die Arzneigabe in kurzen Abständen, etwa jede Stunde (wenn schwer zu erkennen ist, wie lange die Wirkung der Arznei anhält), wiederholen und die Menge etwas erhöhen (statt ¼ Teelöffel ½ einnehmen).
Falls Sie sich unsicher fühlen und Sorgen machen, dass sich Ihr Befinden weiter verschlechtern könnte, zögern Sie nicht, mit Ihrem Arzt oder Heilpraktiker Rücksprache zu nehmen.

Besserung
Die Besserung ist ein Zeichen, dass Sie die passende Arznei gefunden und in ausreichender Dosierung eingenommen haben. Meistens verringert sich zuerst Ihr allgemeines Krankheitsgefühl.

So machen Sie weiter: Wenn Sie eine deutliche und vor allem auch anhaltende Besserung verspüren, brauchen Sie keine weitere Arznei einzunehmen. Fühlen Sie sich aber nur für kurze Zeit wohler und haben Sie dann das Empfinden, dass der Genesungsprozess stagniert, sollten Sie die Arzneieinnahme weiter fortführen.

Veränderung des Krankheitsbildes

Es liegt in der Natur von Erkrankungen, dass sich manche Symptome erst nach und nach entwickeln oder dass sich das Beschwerdebild im Krankheitsprozess verändert. Auch durch die Arzneigaben kann es zu Veränderungen kommen: Manche Symptome werden gebessert oder geheilt, andere wiederum bleiben bestehen oder verstärken sich, was die Wahl eines anderen Mittels nötig macht.

So machen Sie weiter: Wenn sich ein Teil Ihrer Symptome gebessert hat, nun aber neue Beschwerden auftreten, die offensichtlich zur Krankheit gehören, sollten Sie eine neue Arznei wählen, die auf die veränderte Symptomatik passt. Im Zweifelsfalle raten wir Ihnen, bei der Verlaufsbeurteilung Ihrer Erkrankung und der Auswahl neuer Mittel Ihren Arzt oder Heilpraktiker zu Rate zu ziehen.

Besonderheiten bei der Behandlung von Kindern und in der Schwangerschaft

Auch die Homöopathie ist eine Arzneimitteltherapie, für die ganz bestimmte Regeln und Vorsichtsmaßnahmen gelten. Dazu gehört, in der Selbstbehandlung mit Homöopathie bei Kindern und Schwangeren besondere Vorsicht walten zu lassen. Seit dem Jahr 2007 sind für die Anwendung von Arzneimitteln bei Kindern unter 12 Jahren besondere Regelungen gültig. Die neuen Regelungen wurden auch auf die homöopathischen Arzneimittel übertragen, obwohl hier nicht die Risiken der konventionellen Pharmakologie bestehen.

Um bei einem Kind oder während der Schwangerschaft aber trotzdem eine schonende, nebenwirkungsfreie Selbstbehandlung mit Homöopathika zu praktizieren, sollte man besonders konsequent auf eine vorsichtige Arzneigabe in niedriger Dosis achten (siehe »Möglichkeit 2« auf S. 71).

Damit man sich bei der Behandlung eines Kindes oder während der Schwangerschaft wirklich sicher fühlt, sollte man im Zweifelsfall mit einem kundigen Arzt, Heilpraktiker oder einer in Homöopathie gut ausgebildeten Hebamme Rücksprache nehmen.

Symptome zur homöopathischen Selbsthilfe

Auf den folgenden Seiten erhalten Sie allgemeine Informationen zu den häufigsten Beschwerden, die besonders für eine homöopathische Selbsttherapie geeignet sind. Sie erfahren, welche Ursachen der Krankheit oder Störung zugrunde liegen können und wann Sie sicherheitshalber einen Arzt konsultieren sollten. Darüber hinaus finden Sie bei jedem Symptom einen Verweis auf den passenden Diagnosepfad. Dort können Sie sich orientieren und dann das für Sie geeignete Mittel auswählen.

Auch bei der Einnahme von Homöopathika sollten Sie auf die Empfehlungen achten, die auf dem Beipackzettel angegeben sind.

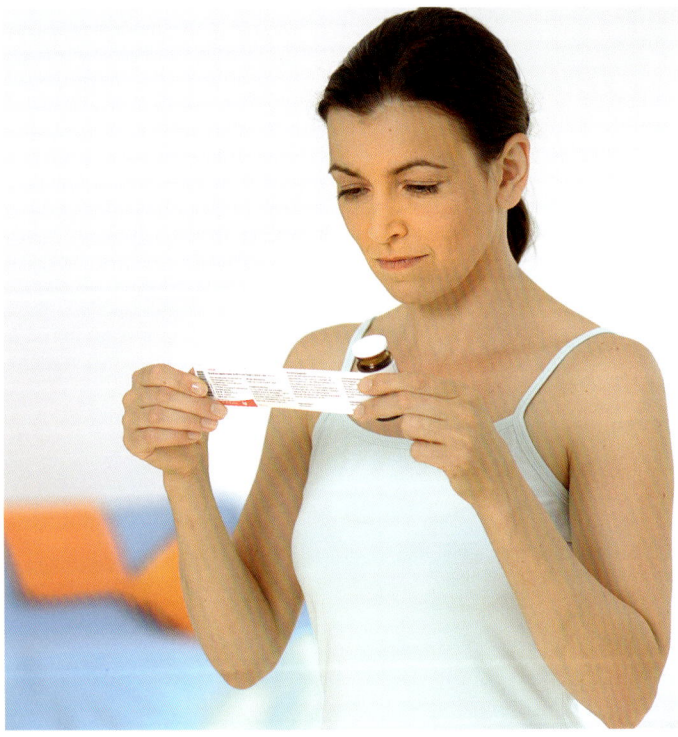

Vielleicht wundern Sie sich, dass einige Krankheiten und Symptome, die Sie in anderen Homöopathie-Ratgebern aufgelistet sehen, in diesem Buch nicht auftauchen. Wir haben bewusst darauf verzichtet, solche Beschwerden in die Selbstbehandlung mit aufzunehmen, die eher zu den chronischen Krankheiten zählen, deren Behandlung in die Hand eines erfahrenen Arztes oder Homöopathen gehören.

Auf S. 98/99 sind diese hier nicht behandelten Krankheiten und Beschwerden aufgelistet.

Der Versuch, solche Krankheiten selbst zu behandeln, ist zum Scheitern verurteilt (siehe auch S. 59 f.).

Kopf und Hals

Augenüberanstrengung

➤ *Gehen Sie zum Diagnosepfad Augenentzündungen (S. 100/101)*

Ursachen: Die in unserer Zeit häufigste Ursache für eine Überanstrengung der Augen ist zu lange Arbeit vor dem Computerbildschirm. Aber auch Büroräume mit grellem Kunstlicht sowie ein häufiger Wechsel der Lichtverhältnisse können den Augen zu schaffen machen. Ein nicht entdeckter Sehfehler (z. B. bei Schulkindern) sowie eine beginnende Alterssichtigkeit bei Erwachsenen kann ebenfalls zu Problemen beim Lesen und daraus resultierender Augenüberanstrengung führen.

Beschwerden: Die Augen brennen und sind manchmal auch trocken. Es können sich leichte Sehstörungen wie Flimmern vor den Augen zeigen. → Kopfschmerzen (S. 77) sind eine häufige Folgeerscheinung von überanstrengten Augen.

Zum Arzt: Leichtere Beschwerden, die beispielsweise nach einem langen Bürotag auftreten, lassen sich erfolgreich selbst behandeln. Wenn die Überanstrengung der Augen jedoch anhält oder sich gar verstärkt, sollten Sie den Augenarzt konsultieren.

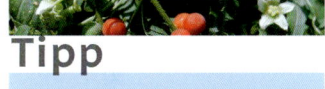

Tipp

Lassen Sie die Sehfähigkeit bei sich selbst und bei Ihrem Kind überprüfen!

Augenverletzungen

➤ *Gehen Sie zum Diagnosepfad Verletzungen des Auges (S. 102/103)*

Ursachen: Verletzungen des Auges betreffen zumeist die äußere Umgebung wie Wangenknochen, Lider, Augenbrauen und sind durch Schlag, Stoß oder Sturz ausgelöst. In selteneren Fällen kann es jedoch auch zur Verletzung des Auges selbst kommen, z. B. durch einen Fremdkörper wie einen Splitter oder Sand (wenn diese Beschwerden leicht sind, können Sie deren Selbstbehandlung auch im Diagnosepfad Augenentzündungen auffinden).

Beschwerden: Das betroffene Auge und seine Umgebung schmerzen. Oft tränt das Auge vermehrt, es rötet sich, zeigt eventuell kleine Einblutungen in der Umgebung der Iris und verursacht ein Fremdkörpergefühl. Bei einem Schlag oder Stoß kann sich die Umgebung des Auges durch einen Bluterguss bläulich verfärben (»blaues Auge«).

Zum Arzt: Wenn das Auge selbst betroffen ist, die Beschwerden ausgeprägt sind oder an Heftigkeit zunehmen, sollten Sie den Augenarzt aufsuchen. Bei starker Verletzung des Auges (z. B. Stich) sofort den Notarzt rufen!

Bindehautentzündung
➤ *Gehen Sie zum Diagnosepfad Augenentzündungen (S. 100/101)*

Ursachen: Eine Bindehautentzündung wird zumeist entweder durch Reizstoffe (z. B. Chlor im Schwimmbadwasser) oder durch Krankheitserreger wie Viren oder Bakterien ausgelöst. Oft verbergen sich auch allergische Erscheinungen dahinter, z. B. eine Pollenallergie. Bei Kindern sind Bindehautentzündungen besonders häufig. Im Kindergartenalter tritt auch nicht selten epidemieartig eine sehr ansteckende Form der Konjunktivitis – so der medizinische Fachausdruck – auf.

Beschwerden: Es können beide Augen, aber auch nur eines betroffen sein. Das erkrankte Auge ist gerötet. Oft kommt es zu einem wässrigen oder auch eitrigen Sekretfluss, der die Lidränder verkleben kann. Zumeist beklagen die Patienten ein Fremdkörpergefühl.
Auch Juckreiz oder Brennen können durch die Entzündung hervorgerufen werden.

Zum Arzt: Wenn die Beschwerden ausgeprägt sind und sich nicht bessern, sollten Sie einen Augenarzt aufsuchen bzw. mit Ihrem Kind zum Kinderarzt gehen. Er kann Ihnen Augentropfen verschreiben, die gegebenenfalls auch Antibiotika enthalten. Diese sind oft bei eitriger Konjunktivitis nötig, die durch Bakterien verursacht wurde. Vorsicht, wenn Ihr Kind an der ansteckenden Form der Bindehautentzündung leidet, sollte es einige Zeit nicht den Kindergarten besuchen! Das kann Ihnen der Augenarzt sagen, den Sie, falls Sie hier im Zweifel sind, fragen sollten.

Gerstenkorn
➤ *Gehen Sie zum Diagnosepfad Augenentzündungen (S. 100/101)*

Ursachen: Bei sogenannten Gerstenkörnern handelt es sich um kleine entzündliche Knötchen am Lidrand, die durch Krankheitserreger, zumeist Bakterien, hervorgerufen werden.

Beschwerden: Das Augenlid rötet sich und schwillt an. In der Mitte des Knötchens bildet sich ein Eiterstippchen. Das Auge brennt und tränt, oft besteht ein Fremdkörpergefühl.

Zum Arzt: Wenn Gerstenkörner immer wiederkehren oder die entzündliche Reaktion besonders ausgeprägt ist, sollten Sie diese augenärztlich und gegebenenfalls auch durch einen Facharzt für innere Medizin abklären lassen. Es könnte sich eine Abwehrschwäche dahinter verbergen.

Halsschmerzen

➤ *Gehen Sie zum Diagnosepfad Halsschmerzen/ Halsentzündungen*
  (S. 104/105)

Ursachen: Halsschmerzen werden fast immer durch Erkältungsviren hervorgerufen. Seltener können auch bakterielle Infekte Halsschmerzen verursachen, beispielsweise im Rahmen einer eitrigen Mandelentzündung (Angina tonsillaris), die zumeist durch sogenannte Streptokokken ausgelöst ist. Dabei handelt es sich um kugelförmige Bakterien, die auch Scharlach hervorrufen. Bei Kindern treten Halsschmerzen häufig auf.

Beschwerden: Die Rachenschleimhaut ist gerötet, der Patient verspürt ein Kratzen und Brennen im Hals. Außerdem können Probleme mit dem Schlucken und Heiserkeit die Folge sein, vor allem wenn auch die Stimmbänder gereizt sind.

Zum Arzt: Wenn die Beschwerden sehr ausgeprägt sind und Verdacht auf eine eitrige Mandelentzündung besteht, sollten Sie sicherheitshalber Ihren Arzt konsultieren. Er muss abklären, ob eventuell eine Behandlung mit Antibiotika angezeigt ist. Diese Therapie sollte erfolgen, wenn eine Streptokokkeninfektion als Ursache nachgewiesen ist. Wird diese nicht ausreichend behandelt, kann die Krankheit im Rahmen eines sogenannten Rheumatischen Fiebers auf andere Organe, vor allem Gelenke, Herz und Nieren, übergehen. Bedenken Sie, dass bestimmte Erkrankungen ansteckend sein können. Lassen Sie sich im Zweifelsfall von einem Arzt oder Homöopathen beraten.

Kopfschmerzen

➤ *Gehen Sie zum Diagnosepfad Kopfschmerzen (S. 106/107)*

Ursachen: Die Auslöser von Kopfschmerzen sind ausgesprochen facettenreich. Eine zumeist harmlose Ursache sind Erkältungskrankheiten, die mit Gliederschmerzen und allgemeinem Unwohlsein verbunden sind. Typisch ist auch Kopfweh nach längerem Aufenthalt in stickigen (verrauchten) Räumen oder nach zu viel Genussmitteln wie Alkohol. Weit verbreitet sind Kopfschmerzen als Folge chronischer Rückenprobleme sowie Nackenverspannungen. Vielfach drücken sich auch seelische Probleme wie Partnerkonflikte, berufliche Schwierigkeiten oder Geldsorgen in Kopfschmerzen aus.

Beschwerden: Der Schmerz ist vielgestalt bezüglich der Empfindung und der betroffenen Teile des Kopfes.

Zum Arzt: Anhaltende Kopfschmerzen, die Sie sehr in Ihrem Allgemeinbefinden beeinträchtigen, sollten Sie ärztlich abklären lassen. Auch der Verdacht auf eine Migräne sollte Sie zum Internisten und/oder Neurologen führen.

Treten nach einer Kopfverletzung anhaltende Beschwerden auf oder haben Sie den Verdacht, dass das Gehirn erschüttert wurde, sollte ein Arzt klären, ob weitere Maßnahmen notwendig sind.

Lippenbläschen
➤ *Gehen Sie zum Diagnosepfad Verletzungen der Haut/Wunden (S. 132/133)*

Ursachen: Lippenbläschen heißen im Volksmund auch Fieberbläschen oder Gletscherbrand. In der medizinischen Fachsprache werden sie als Herpes labialis bezeichnet. Auslöser ist nämlich ein Virus aus der Herpesgruppe, mit dem ein großer Prozentsatz der Bevölkerung infiziert ist, der jedoch nur unter gewissen Bedingungen – z. B. beim Schifahren im Hochgebirge, im Sommer am Meer, nach Erkältungen, beim Trinken aus fremden Gläsern – aktiv wird.

Beschwerden: Typisch ist ein bläschenartiger Ausschlag am Lippenrand. Die Haut im betroffenen Areal brennt, zieht und juckt. Nach ein, zwei Tagen verwandelt sich der Ausschlag zu eitrigen Krusten, die verschorfen und dann abheilen.

Zum Arzt: Lippenbläschen sind fast immer harmlos. Bei plötzlichem Fieber und einem bläschenartigen Hautausschlag im Gesicht oder am Körper sollten Sie aber den Arzt aufsuchen. In seltenen Fällen – etwa bei starker Abwehrschwäche – kann sich der Lippenherpes nämlich weiter ausdehnen und auch andere Gesichts- und Körperpartien in Mitleidenschaft ziehen. Werden Neugeborene und Säuglinge mit diesem Virus angesteckt, können sich sehr schwere Krankheitsverläufe entwickeln.

Ohrentzündung
➤ *Gehen Sie zum Diagnosepfad Ohrenschmerzen (S. 108/109)*

Ursachen: Ohrentzündungen treten zumeist als Gehörgangsentzündungen im äußeren Ohrbereich auf oder aber – vor allem bei Kindern gehäuft – als sogenannte Otitis media im Mittelohr. Der Entzündung gehen oft Infekte des Nasen-Rachen-Raumes voraus. Die Krankheitserreger können aber auch bei örtlicher Abwehrschwäche oder beispielsweise beim Schwimmen und Tauchen in das Ohr eindringen.

Beschwerden: Eine Gehörgangsentzündung zeigt sich oft in einer erhöhten Schmerzempfindlichkeit des betroffenen Ohres. Es kann auch Juckreiz auftreten. Manchmal entleert sich Sekret aus dem erkrankten Ohr. Vor allem eine bakteriell bedingte Mittelohrentzündung verläuft zumeist hoch akut. Es kommt zu pulsierenden und pochenden Schmerzen. Auch eine Art Völlegefühl im Ohr und Ohrgeräusche wie Brausen, Klingeln oder Gluckern sind Anzeichen einer Mittelohrentzündung. Nach ein bis zwei Tagen tritt häufig schleimiges Sekret aus dem Ohr, was Zeichen für ein Loch im Trommelfell ist. Eine Mittelohrentzündung ist oft von Fieber begleitet.

Zum Arzt: Eine Entzündung im Ohr mit starken Schmerzen, Fieber, Druckgefühl und einer eventuellen Beeinträchtigung des Hörvermögens sollten Sie unbedingt von einem HNO(Hals-Nasen-Ohren)-Arzt abklären lassen.

Schnupfen

➤ *Gehen Sie zum Diagnosepfad Schnupfen (S. 110/111)*

Ursachen: Schnupfen ist häufig Begleiterscheinung von Erkältungen oder Ausdruck einer Allergie, z. B. auf Pollen, Hausstaubmilben, Tierhaare oder andere Allergene. Nicht zuletzt kann ein chronischer »Stockschnupfen« Hinweis auf entzündliche Reizungen der Nasennebenhöhlen sein.

Beschwerden: Typisch sind eine laufende Nase, häufiges Niesen, geschwollene Schleimhäute. Oft ist die Nase auch verstopft und die Nasenatmung dadurch behindert.

Zum Arzt: Bei hartnäckigem Schnupfen, der länger als zehn Tage anhält, starken Atembeschwerden und auffälligem Sekret mit Blut oder gelbgrünlichem Eiter müssen Sie unbedingt zum Arzt gehen. Es könnte beispielsweise eine eitrige Nasennebenhöhlenentzündung vorliegen, die mit Antibiotika behandelt werden sollte.

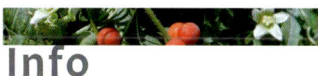

Info

Der sogenannte Heuschnupfen wird durch die Pollen von Gräsern, Sträuchern und Bäumen ausgelöst. Viele Menschen leiden unter dieser Form des allergischen Schnupfens.

Zahnschmerzen

➤ *Gehen Sie zum Diagnosepfad Zahnschmerzen (S. 112/113)*

Ursachen: An Zahnschmerzen infolge von Karies sind Bakterien beteiligt. Neben einer unausgewogenen Ernährung mit viel Zucker spielt hier vor allem die Mundhygiene eine wichtige Rolle. Bei mangelhafter Pflege kann sich Zahnbelag festsetzen, auch Plaque genannt. Die Plaque-Bakterien verwandeln Zucker und Stärke in Säuren, die den Zahnschmelz angreifen und zu Karieslöchern führen.

Beschwerden: Kariöse Zähne reagieren besonders empfindlich auf Hitze oder Kälte. Bei größeren Löchern treten die Schmerzen auch bei einem Luftzug auf, sie sind pochend, klopfend oder ziehend.
Zum Arzt: Karies ist grundsätzlich ein Fall für den Zahnarzt, der die Löcher in den Zähnen sanieren muss.

Brust und Atemwege

Bronchialkatarrh
➤ *Gehen Sie zum Diagnosepfad Husten (S. 114/115)*

Ursachen: Ein Bronchialkatarrh wird zumeist durch Krankheitserreger wie Viren oder Bakterien ausgelöst. Oft tritt die Entzündung der unteren Atemwege nach einem grippalen Infekt auf.
Beschwerden: Typisch ist ein hartnäckiger Husten, der anfangs trocken sein und später in Husten mit Verschleimung übergehen kann.
Zum Arzt: Wenn der Husten hartnäckig ist, an Heftigkeit zunimmt und Ihr Allgemeinbefinden sehr beeinträchtigt, sollten Sie die Beschwerden in jedem Fall vom Arzt abklären lassen.

Husten
➤ *Gehen Sie zum Diagnosepfad Husten (S. 114/115)*

Ursachen: Husten ist ein häufiges Symptom, das zumeist im Rahmen einer Erkältung auftritt. Seltener sind Reizstoffe oder Fremdkörper in den Luftwegen die Ursache für diese Erkrankung.
Beschwerden: Zu Beginn der Erkrankung zeigt sich häufig ein trockener Reizhusten, der später in einen Husten mit Schleimbildung übergehen kann. Oft wird der Husten von anderen Beschwerden wie → Schnupfen (S. 79) oder Fieber (S. 90) begleitet.
Zum Arzt: Wenn der Husten länger bleibt oder an Heftigkeit zunimmt, sollten Sie sich an Ihren Arzt wenden.

Herz und Gefäße

Kreislaufkollaps nach Schreck oder Verletzung
➤ *Gehen Sie zum Diagnosepfad Kreislaufschwäche (S. 116/117)*

Ursachen: Aufgrund eines akuten, stark belastenden Ereignisses kann es zu Kreislaufproblemen wie einem plötzlichen Blutdruckabfall mit Schwindel und eventuell auch nachfolgender Bewusstlosigkeit

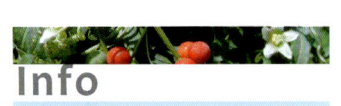

Info

Auch Fieber, Schnupfen, Kopf- und Gliederschmerzen sowie ein allgemeines Krankheitsgefühl können eine Bronchitis begleiten.

kommen. Eine leichte, kurzzeitige Ohnmacht, die meist harmlos ist, kann z. B. durch große Aufregung, einen Schreck oder beim Aufenthalt in engen, stickigen, überfüllten Räumen ausgelöst werden. Auch jüngere Frauen mit niedrigem Blutdruck und einer kurzfristigen Kreislaufschwäche haben öfter damit zu tun.

Beschwerden: Typisch für einen Kreislaufkollaps sind Blässe, Schwindel, kalter Schweiß, ein schneller und oft auch flacher Puls sowie eventuell eine vorübergehende Verwirrtheit. Bei einer Ohnmacht kommt es zu kurzzeitigem Bewusstseinsverlust, Puls und Atmung sind aber vorhanden und regelmäßig.

Zum Arzt: Bei Schock und Kollaps infolge von Verletzungen sowie einer Bewusstlosigkeit, die länger als eine Minute dauert, müssen Sie sofort den Notarzt rufen!

Info

Niedriger Blutdruck kann zwar zu Einschränkung des Allgemeinempfindens führen, ist aber im Prinzip harmlos. Betroffen von einer Kreislaufschwäche sind mehr Frauen als Männer, bevorzugt in sehr jungem Alter.

Kreislaufschwäche

➤ *Gehen Sie zum Diagnosepfad Kreislaufschwäche (S. 116/117)*

Ursachen: Hinter einer Kreislaufschwäche verbirgt sich oft ein niedriger Blutdruck.

Beschwerden: Das Aufstehen am Morgen fällt schwer, es können Konzentrationsprobleme und Müdigkeit am Tag auftreten. Außerdem sind Frösteln, kalte Hände und Füße sowie plötzlicher Schwindel bis hin zu Ohnmachtsanfällen weitere Anzeichen.

Zum Arzt: Eine ausgeprägte und anhaltende Kreislaufschwäche sollten Sie ärztlich abklären lassen.

Magen und Darm

Bauchschmerzen/Kolik

➤ *Gehen Sie zum Diagnosepfad Magenbeschwerden (S. 124/125) und zum Diagnosepfad Koliken (S. 122/123)*

Ursachen: Schmerzen im Ober- oder Unterbauch können vielfältige Ursachen haben, angefangen vom Reizdarm und Reizmagen über Magengeschwüre, Gallenkoliken, Nierenkoliken, Harnwegsinfekte, Verdauungsstörungen, Menstruationsprobleme und Erkrankungen der weiblichen Geschlechtsorgane bis hin zur Blinddarmentzündung oder einer Magen-Darm-Infektion. Bauchschmerzen können auch seelische Ursachen haben und Ausdruck von Überlastung und Aufregung sein. So haben Kinder und Jugendliche bei Schulproblemen und Prüfungsangst häufiger damit zu tun.

Beschwerden: Der Schmerz kann ziehend, bohrend, schneidend, dumpf oder stechend sein, in Wellen auftreten (Koliken), den Ober- oder Unterbauch betreffen und auch in andere Körperpartien wie z. B. in den Brustraum, in den Rücken oder in die Beine ausstrahlen. Bei entzündlichen Erkrankungen kann Fieber als Begleiterscheinung auftreten.

Zum Arzt: Wenn Bauchschmerzen länger anhalten, an Heftigkeit zunehmen oder wenn starke Begleitsymptome wie Fieber, Erbrechen, Durchfall, Stuhlverhalt oder Urinverhalt vorhanden sind, ist eine ärztliche Untersuchung dringend nötig.

Blähungen
➤ *Gehen Sie zum Diagnosepfad Magenbeschwerden (S. 124/125) und zum Diagnosepfad Koliken (S. 122/123)*

Ursachen: Blähungen sind die Folge vermehrter Gasbildung im Darm, zumeist aufgrund unvollständiger Verdauungsprozesse. So können schwer verdauliche Speisen wie Hülsenfrüchte oder Kohl zu Blähungen führen. Aber auch Medikamente, Genussmittel sowie verschiedene Magen-Darm-Störungen wie Reizmagen, Reizdarm, Gallenblasenprobleme können Blähungen verursachen. Sehr häufig tritt das Symptom auch im Gefolge einer Verstopfung – medizinisch Obstipation – auf.

Beschwerden: Der Bauch ist gespannt und schmerzt oft. Außerdem besteht ein unangenehmes Völlegefühl. Der Abgang von Winden ist ebenfalls ein Zeichen für Blähungen.

Zum Arzt: Blähungen sind zumeist harmlos und verschwinden mit einer Regulierung der Verdauungstätigkeit (z. B. durch die Umstellung von Speisen) von selbst wieder. Sollten die Probleme aber über einen langen Zeitraum bestehen, heftiger werden oder von anderen stärkeren Krankheitszeichen begleitet sein, ist eine ärztliche Abklärung, am besten durch einen Gastroenterologen, ratsam.

Durchfall
➤ *Gehen Sie zum Diagnosepfad Durchfall (S. 118/119)*

Ursachen: Bei Durchfall kann die Nahrung im Darm nicht mehr richtig aufgenommen werden und wird stattdessen unvollständig verarbeitet wieder ausgeschieden. Am häufigsten wird Durchfall durch Krankheitserreger ausgelöst, die einen Darminfekt hervorrufen. Aber auch Nahrungsmittelunverträglichkeiten oder seelische Probleme wie

Prüfungsangst können bekanntermaßen Durchfall hervorrufen. Im Darm kommt es dann zu einer Reizung der Schleimhaut. Darüber hinaus entsteht ein Ungleichgewicht im vegetativen Nervensystem, das den Magen-Darm-Trakt steuert.

Beschwerden: Der Stuhl ist weich und dünnflüssig. Außerdem sind Darmentleerungen zu häufig, manchmal sind auch Schleim, Blut oder andere Sekrete beigemengt. Häufig ist Durchfall mit anderen Symptomen wie Übelkeit, Erbrechen, Bauchschmerzen und Fieber verbunden.

Zum Arzt: Eine leichte Diarrhoe – so der Fachausdruck – ist nicht weiter besorgniserregend. Bei Durchfall jedoch, der länger als drei Tage anhält, an Ausprägung zunimmt und von anderen Symptomen begleitet ist, sollten Sie sicherheitshalber einen Arzt konsultieren.

Erbrechen
➤ *Gehen Sie zum Diagnosepfad Erbrechen (S. 120/121)*

Ursachen: Erbrechen ist häufig die Folge eines Magen-Darm-Infektes durch Krankheitserreger oder Reizung durch den Verzehr verdorbener Speisen. Auch Nahrungsmittelunverträglichkeiten sind manchmal die Ursache. Darüber hinaus können Stress, Überlastung und eine un-ausgewogene Ernährungsweise zu Übelkeit und Erbrechen führen. Typisch ist auch Erbrechen als Folge einer → Reiseübelkeit (S. 84). Darüber hinaus kommt Erbrechen häufig im Rahmen einer Schwangerschaft vor.

Beschwerden: Häufig besteht zu Anfang Übelkeit. Dann erfolgt das Würgen und Erbrechen von Mageninhalt oder auch nur Flüssigkeit.

Zum Arzt: Bei heftigem, unstillbarem Erbrechen besteht die Gefahr von hohem Flüssigkeitsverlust und einer Elektrolytstörung. Suchen Sie dann unbedingt einen Arzt auf! Heftiges Erbrechen in der Schwangerschaft sollte mit dem Frauenarzt oder einer Hebamme besprochen werden.

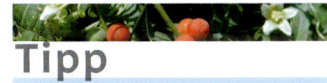

Tipp

Bei Brechreiz mit Symptomen wie Fieber, Durchfall, Bauchschmerzen oder Kopfschmerzen kann eine Infektionskrankheit vorliegen. Auch hier muss ein Arzt zu Rate gezogen werden.

Verstopfung auf Reisen
➤ *Gehen Sie zum Diagnosepfad Reisekrankheiten (S. 126/127)*

Ursachen: Verstopfung heißt, dass die Stuhlentleerung zu selten erfolgt. Aufgrund veränderter Lebens- und Ernährungsgewohnheiten sowie klimatischer Veränderungen tritt dieses Problem auf Reisen besonders häufig auf. Auch in der Schwangerschaft ist Verstopfung ein verbreitetes Phänomen.

Beschwerden: Die Darmträgheit ruft Völlegefühl hervor. Oft bestehen schmerzhafte → Blähungen (S. 82). Bei der Entleerung ist der Stuhl häufig sehr hart und trocken.

Zum Arzt: Meist reguliert sich nach einiger Zeit die Verdauung von selbst wieder. Sollte dies nicht der Fall sein und die Verstopfung hartnäckig bestehen bleiben, ist die Abklärung durch einen Gastroenterologen ratsam.

Reiseübelkeit

➤ *Gehen Sie zum Diagnosepfad Reisekrankheiten (S. 126/127)*

Ursachen: Die Reisekrankheit ist auf eine erhöhte Empfindlichkeit des Gleichgewichtsorgans gegenüber Bewegungsreizen zurückzuführen. Eine vermehrte Ausschüttung der Stresshormone Adrenalin und Noradrenalin sind die Folge, was zu den typischen Symptomen führt. Am häufigsten kommt es bei längeren Auto- oder Schifffahrten zur Reisekrankheit, aber auch beim Fliegen. Kinder sind wesentlich häufiger betroffen als Erwachsene.

Beschwerden: Charakteristisch sind Müdigkeit, Blässe, Schwindel, Gähnreiz und ein flaues Gefühl in der Magengrube sowie Übelkeit bis hin zu → Erbrechen (S. 83).

Zum Arzt: Wenn sich die Reisekrankheit durch Selbsthilfemaßnahmen nicht bessert, sollten Sie einen Arzt um Rat fragen.

Blase und Harnwege

Harnwegsinfekt

➤ *Gehen Sie zum Diagnosepfad Blasenentzündung (S. 128/129)*

Ursachen: Ein Harnwegsinfekt entsteht durch eine entzündliche Reizung im Bereich von Harnröhre und Blase. Selten kann der Infekt auch in die Nieren aufsteigen. Häufig wird ein Harnwegsinfekt durch Krankheitserreger wie Viren oder Bakterien ausgelöst, die von außen über die Harnröhre in die Blase eindringen und zuweilen auch bis ins Nierenbecken gelangen. Eine der typischen Ursachen für einen Harnwegsinfekt ist Unterkühlung, etwa nach längerem Aufenthalt im Schwimmbad und wenn die nasse Badehose nicht gewechselt wurde. Andere Ursachen wie beispielsweise organische Veränderungen im Harntrakt (etwa eine Harnröhrenverengung) kommen selten in Betracht.

Beschwerden: Schmerzen und Brennen beim Wasserlassen sind die typischen Zeichen eines Harnwegsinfektes. Der Infekt kann von Fieber begleitet sein. Nicht selten verändert sich auch der Urin durch den Entzündungsprozess, er wird trüb, riecht auffällig und enthält manchmal sogar Beimengungen von Blut, das von der gereizten Blasen- und Harnröhrenschleimhaut stammt.

Zum Arzt: Wenn die Beschwerden ausgeprägt sind, länger anhalten oder häufiger wiederkehren, sollten Sie einen Arzt konsultieren.

Nierenkolik

➤ *Gehen Sie zum Diagnosepfad Koliken (S. 122/123)*

Ursachen: Zu einer Nierenkolik kommt es, wenn sich kleinere Nierensteine im Harnleiter einklemmen.

Beschwerden: Eine Nierenkolik geht mit krampfartigen Schmerzen im Unterbauch einher, die oft in die Flanken- und Leistengegend oder den Rücken ausstrahlen. Begleitsymptome sind mitunter Übelkeit, Erbrechen und Schüttelfrost. In manchen Fällen ist Blut im Urin zu finden.

Zum Arzt: Da Nierensteine auch scharfe Kanten haben und es deshalb zu Verletzungen und anhaltenden Blutungen kommen kann, sollte eine ärztliche Untersuchung die Regel sein. Bei ständig wiederkehrenden Steinleiden mit der Folge von Koliken sowie bei einer chronischen Niereninfektion sollte ein Nephrologe (Nierenfacharzt) oder ein Urologe (Facharzt für Krankheiten der Harnorgane) aufgesucht werden.

Haut und Nägel

Eitrige Entzündungen (z.B. Nagelbett)

➤ *Gehen Sie zum Diagnosepfad Hauterkrankungen (S. 130/131) und zum Diagnosepfad Verletzung der Haut/Wunden (S. 132/133)*

Ursachen: Entzündliche Prozesse, vor allem im Nagelbett, entstehen durch eine Wundinfektion mit eiterbildenden Bakterien. Meist ist dies nach geringen Verletzungen (z. B. Maniküre) die Folge oder auch, wenn die Hände langen Wasserkontakt hatten und die aufgeweichte Haut Krankheitserregern gute Eintrittspforten verschafft.

Beschwerden: Die Haut, die an den Nagel angrenzt, schwillt an, ist gerötet (oft sogar tiefrot) und sehr berührungsempfindlich.

Zum Arzt: Wenn sich die Beschwerden nicht nach kurzer Zeit, das heißt innerhalb von ein bis zwei Tagen bessern, sollten Sie den Arzt konsultieren.

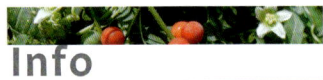
Juckreiz im Zusammenhang mit Insektenstichen

➤ *Gehen Sie zum Diagnosepfad Hauterkrankungen (S. 130/131) und
zum Diagnosepfad Verletzung der Haut/Wunden (S. 132/133)*

Ursachen: Die meisten Insektenstiche ziehen sich Menschen hierzu-
lande durch Mücken, Bienen und Wespen zu. Hornissenstiche oder
andere Insektenstiche sind vergleichsweise selten.
Beschwerden: Die Stichstelle schwillt binnen kurzer Zeit unterschiedlich stark an, schmerzt und juckt. Die Haut rötet sich – vor
allem bei Stichen von Bienen und Wespen – und brennt sehr stark.
Zum Arzt: Bei bekannter allergischer Reaktion auf Stiche und bei zunehmender Ausbreitung der Schwellung sollten Sie den Arzt aufsuchen. Stiche in den Mund können zu lebensgefährlichen Schwellungen führen. Rufen Sie den Notarzt!

Nesselsucht

➤ *Gehen Sie zum Diagnosepfad Hauterkrankungen (S. 130/131)*

Ursachen: In der medizinischen Fachsprache wird die Nesselsucht
Urtikaria genannt. Es handelt sich hierbei um eine akute Hautreak-
tion aufgrund einer Allergie bzw. Unverträglichkeit bestimmter Substanzen wie Nahrungsmittel, Pollen, Insektengifte, Medikamente
und vieles mehr.
Beschwerden: Typisch für die Urtikaria ist ein Hautausschlag, der
sich innerhalb kürzester Zeit bildet und mit heftig juckenden Bläschen und Quaddeln einhergeht. In ausgeprägteren Fällen bilden sich
sogenannte Ödeme, Wassereinlagerungen im Gewebe.
Zum Arzt: Wenn die Beschwerden ausgeprägt sind und Sie Sorge haben, dass sich der Ausschlag ausweiten könnte, sollten Sie den Arzt
zu Rate ziehen. Auch falls Ihnen ein Zusammenhang mit Medika-
menten möglich erscheint, ist es wichtig, den Arzt zu konsultieren.

Sonnenbrand

➤ *Gehen Sie zum Diagnosepfad Hauterkrankungen (S. 130/131) und
zum Diagnosepfad Verletzung der Haut/Wunden (S. 132/133)*

Ursachen: Sonnenbrand entsteht, wenn die Haut zu lange unge-
schützt den UV-Strahlen der Sonne ausgesetzt wird. Dies sollten
Sie durch schützende Kleidung, die konsequente Anwendung von
Sonnenschutzmitteln sowie maßvolles Sonnenbaden unbedingt
vermeiden.

Beschwerden: Die Haut rötet sich, brennt und schmerzt bei Berührung. Bei ausgeprägterem Sonnenbrand können sich Bläschen bilden, die nach ein paar Tagen eintrocknen und durch Hautschuppung langsam abheilen.

Zum Arzt: Wenn der Sonnenbrand sehr großflächig ist und sich stellenweise Blasen zeigen, sollten Sie den Arzt konsultieren.

Verbrennungen und Verbrühungen
➤ *Gehen Sie zum Diagnosepfad Hauterkrankungen (S. 130/131) und zum Diagnosepfad Verletzung der Haut/Wunden (S. 132/133)*

Ursachen: Verbrennungen entstehen aufgrund starker Hitzeeinwirkungen auf der Haut durch Feuer und heiße Gegenstände, Verbrühungen aufgrund sehr heißer Flüssigkeiten. Verbrennungen und Verbrühungen zählen zu den häufigsten Unfällen, vor allem im Kindesalter, sie passieren vor allem im Haushalt oder in der Freizeit.

Beschwerden: Verbrennungen werden in drei Schweregrade eingeteilt:

1. Grad: Hautrötung, medizinisch Erythem genannt.

2. Grad: Blasenbildung, leichte Schädigung der oberflächlichen Hautschichten.

3. Grad: tief greifende und ausgedehnte Schädigung der Haut bis in die unteren Schichten.

Zum Arzt: Wenn die Verbrennung oder Verbrühung größere Hautflächen betrifft und sich Blasen bilden, sollten Sie den Arzt rufen! Bis dahin ist als Erste-Hilfe-Maßnahme Kühlung unter fließend kaltem (nicht eiskaltem) Wasser besonders wichtig. Bei Verbrennungen am Körper ist es am besten zu versuchen, die Kleider zu entfernen – aber nur wenn sie nicht haften! – und den Patienten unter die Dusche zu stellen. Achten Sie aber darauf, wie sich der Betroffene fühlt. Wenn er zu frieren beginnt, sollten Sie mit dieser Maßnahme aufhören, um eine Auskühlung zu vermeiden. Decken Sie die verletzten Körperareale mit einem speziellen Metalline-Brandtuch ab. Dieses Tuch erhält die Körperwärme, verklebt nicht mit der Wunde und beugt Verschmutzung vor. Haben Sie ein solches Tuch nicht zur Verfügung, hilft ersatzweise auch ein steriles Baumwolltuch, das Sie nur locker über die Wunde legen. Keine Salben, Cremes oder Puder auftragen! Bis zum Eintreffen des Arztes lagern Sie den Patienten am besten mit den Beinen leicht erhöht (Schocklagerung) und hüllen ihn je nach Außentemperatur und seinem eigenen Temperaturempfinden in wärmende Decken.

Verletzungen
➤ *Gehen Sie zum Diagnosepfad Verletzung der Haut/Wunden*
  (S. 132/133)

Ursachen: Hautverletzungen sind sehr vielgestaltig. Sie können als
»stumpfe« Verletzungen durch Schlag oder Fall bedingt sein. Offene
Verletzungen entstehen, wenn die Haut beschädigt wird, z. B. durch
Abschürfungen, Insektenstiche, Tierbisse oder Verletzungen mit
Messern, Nägeln, Holzsplittern oder Glasscherben.
Beschwerden: Die betroffene Stelle schmerzt; es können mehr oder
weniger starke Blutungen auftreten. Bei stumpfen Verletzungen rötet
sich zunächst die Haut, später kommt es aufgrund der Prellung
durch Schlag oder Stoß häufig zu einem Bluterguss, in der Fachsprache Hämatom genannt. Dieses entsteht, weil durch die Krafteinwir-
kung kleine Gefäße in der Haut einreißen.
Zum Arzt: Die erste Maßnahme bei offenen Wunden ist, diese zu
säubern, z. B. unter fließendem Wasser. Gelingt Ihnen die Reinigung
nicht, weil die Wunde tiefer ist, sollten Sie zum Arzt gehen! Auch
bei Verdacht auf innere Verletzungen, sich stetig vergrößernde Blutergüsse und Verletzungen, die stark schmerzen und/oder mit stär-
kerem Blutverlust verbunden sind, sollten Sie unverzüglich den Arzt
aufsuchen.

Muskeln und Gelenke

Prellung
➤ *Gehen Sie zum Diagnosepfad Verletzungen der weichen Gewebe*
  (S. 138/139)

Ursachen: Eine Prellung ist meist die Folge eines Schlags, Sturzes
oder Stoßes. Diese stumpfe Verletzung erfolgt besonders häufig bei
Mannschaftssportarten (z. B. Fußball, Handball, Squash) sowie beim
Kampfsport. Meistens sind Prellungen harmlos.
Beschwerden: Typisch ist eine schmerzhafte Schwellung der betrof-
fenen Körperpartie. Es kann sich auch ein Bluterguss bilden, der die
Haut rot-blau verfärbt.
Zum Arzt: Wenn der Verdacht besteht, dass es zu Verletzungen der
Knochen oder der Gelenke gekommen ist, wenn sich nach einigen
Tagen keine Besserung zeigt oder die Beschwerden zunehmen, soll-
ten Sie einen Arzt, bevorzugt einen Orthopäden, Unfallchirurgen
oder Sportmediziner aufsuchen.

Rückenschmerzen nach Verheben

➤ *Gehen Sie zum Diagnosepfad Beschwerden des Bewegungs-*
   apparates (S. 134/135) und zum Diagnosepfad Verletzungen der
   Gelenke und Knochen (S.136/137)

Ursachen: Diese Rückenschmerzen entstehen als Folge von Überanstrengung des Rückens. Häufig sind Bandscheiben, Bänder und
Sehnen mitbetroffen.
Beschwerden: Die Schmerzen können den gesamten Rücken oder
auch nur bestimmte Partien betreffen und sich bei Bewegungen verstärken. Oft besteht eine Steifigkeit. Außerdem kann der Betroffene
Probleme haben, sich aufzurichten.
Zum Arzt: Wenn keine Besserung eintritt, Schmerzen und Unbeweg-
lichkeit zunehmen oder sich gar Taubheitsgefühle oder Lähmungen
zeigen, sollten Sie einen Arzt aufsuchen.

Sehnenscheidenentzündung

➤ *Gehen Sie zum Diagnosepfad Beschwerden des Bewegungs-*
   apparates (S.134/135)

Ursachen: Die Sehnenscheiden bilden einen bindegewebigen
Schutzmantel über besonders stark beanspruchten Sehnen. Durch
eine Überanstrengung kann es zu einer Reizung und Entzündung der
Sehnenscheiden kommen.
Beschwerden: Typisch sind Schmerzen bei Bewegung sowie ein Krib-
beln und Taubheitsgefühl, z. B. in den Fingern.
Zum Arzt: Konsultieren Sie einen Arzt, wenn nach drei Tagen keine
Besserung erkennbar ist oder ein deutliches Taubheitsgefühl auftritt.

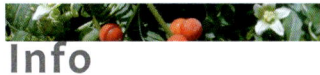

Info

Eine Sehnenscheidenent-
zündung tritt besonders
häufig am Handgelenk
auf, und zwar durch Über-
beanspruchung durch
Schreiben am Computer,
Klavierspielen und andere
anstrengende manuelle
Tätigkeiten.

Zerrung

➤ *Gehen Sie zum Diagnosepfad Verletzungen der Gelenke und*
   Knochen (S. 136/137) und zum Diagnosepfad Beschwerden des
   Bewegungsapparates (S. 134/135)

Ursachen: Zerrungen entstehen häufig bei schnellen, anstrengenden
Bewegungen, die beim Sport häufig vorkommen. Betroffen sind die
Bänder, die um die Gelenke herum liegen und hier Stabilität geben,
und die Muskeln.
Beschwerden: Es bestehen Schmerzen, und es kann zu Bluterguss
und Schwellungen kommen, die zu einer Beweglichkeitseinschrän-
kung führen.

Zum Arzt: Wenn sich die Beschwerden nicht in wenigen Tagen bessern, sollten Sie einen Orthopäden, Unfallchirurgen oder Sportmediziner konsultieren.

Immunsystem

Erkältungskrankheiten
➤ *Gehen Sie zum Diagnosepfad Fieber (S. 140/141), zum Diagnosepfad Halsschmerzen/Halsentzündungen (S. 104/105), zum Diagnosepfad Husten (S. 114/115) und zum Diagnosepfad Schnupfen (S. 110/111)*

Ursachen: Der häufigste Auslöser von Erkältungskrankheiten ist bezeichnenderweise kaltes, nasses Wetter. Die klimatischen Bedingungen in Verbindung mit einer vorübergehenden Abwehrschwäche begünstigen die Ausbreitung von Krankheitserregern. Zumeist handelt es sich um harmlose Schnupfenviren.
Beschwerden: Die Symptome einer Erkältung sind vielgestaltig und reichen von Schnupfen und Husten über Halsschmerzen, Schwellungen der Halslymphknoten bis hin zu Kopfweh, Gliederschmerzen, allgemeiner Abgeschlagenheit und Fieber.
Zum Arzt: Suchen Sie einen Arzt auf, wenn sich die Beschwerden nicht nach einer Woche bessern, an Heftigkeit zunehmen und Gefahr einer ernsteren Entzündung (z. B. Lungenentzündung) droht.

Fieber
➤ *Gehen Sie zum Diagnosepfad Fieber (S. 140/141)*

Ursachen: Fieber ist meistens ein Zeichen dafür, dass sich unser Organismus mit einer Infektion auseinandersetzt, die durch Krankheitserreger ausgelöst wurde. Es handelt sich also um eine sinnvolle Reaktion des Immunsystems.
Beschwerden: Es tritt eine Erhöhung der Körpertemperatur auf. Ab 40 °C spricht man von hohem Fieber. Je nach Ursache bzw. Krankheitserreger zeigen sich weitere Beschwerden wie Kopfschmerzen, Erbrechen, Halsschmerzen, Ohrenschmerzen.
Zum Arzt: Gehen Sie zum Arzt, wenn das Fieber mehr als drei Tage anhält, sich auf kritische Werte (über 40 °C) erhöht und sich Ihr Allgemeinbefinden verschlechtert. Auch nach Reisen in ferne Länder (Tropen) ist dringend angeraten, das Fieber abklären zu lassen, da möglicherweise eine ernste Infektionskrankheit vorliegt.

Geist und Gemüt

Ängste

➤ *Gehen Sie zum Diagnosepfad Beschwerden des Gemüts*
   (S. 142/143)

Ursachen: Die Behandlung anhaltender Ängste gehört in jedem Fall in erfahrene Hände. Angst als Reaktion auf einen akuten Vorfall wie z. B. großen Schreck oder einen Unfall lässt sich jedoch im Rahmen der Selbsthilfe wirksam behandeln.
Beschwerden: Der Betroffene zeigt Zeichen von Panik oder Bestürzung wie Zittern, Weinen, fahrige Bewegungen oder Anklammern.
Zum Arzt: Konsultieren Sie einen Arzt oder Psychologen, wenn sich die Angstreaktionen nicht innerhalb von ein oder zwei Tagen bessern.

Kummer

➤ *Gehen Sie zum Diagnosepfad Beschwerden des Gemüts*
   (S. 142/143)

Ursachen: Für Kummer gilt ebenso wie für Ängste, dass anhaltende Beschwerden in die Behandlung eines Fachmanns gehören. Im Rahmen der Selbsthilfe ist eine Behandlung nur hilfreich, wenn der Kummer als Reaktion auf ein akutes Ereignis wie den überraschenden Tod eines geliebten Menschen oder Tieres auftritt.
Beschwerden: Der Betroffene wirkt bedrückt und niedergeschlagen; er weint, seufzt und zieht sich oft still zurück, um mit seinem Schmerz allein zu sein.
Zum Arzt: Wenn die kummervolle Stimmung über Wochen anhält oder sich verschlechtert, sollte die Hilfe eines Arztes oder Psychologen in Anspruch genommen werden.

Reizbarkeit/Ärger

➤ *Gehen Sie zum Diagnosepfad Beschwerden des Gemüts*
   (S. 142/143)

Ursachen: Fühlen sich Menschen durch Worte oder Ereignisse verletzt, im Sinne einer Demütigung oder Bloßstellung, kann sich das in negativen Gefühlen wie Wut, Zorn, Ärger und Reizbarkeit niederschlagen. Hier gilt ebenfalls, dass nur akute Reaktionen auf Situationen mit klar erkennbarer Ursache einer Selbstbehandlung zugänglich sind.

Beschwerden: Die Betroffenen drücken ihren Zorn entweder nach außen hin aus, indem sie beispielsweise wütend schreien, anderen Menschen barsch, missgelaunt, entwertend oder unversöhnlich gegenübertreten. Oder aber sie wenden sich in ihrem Ärger nach innen und ziehen sich traurig »ins stille Kämmerlein« zurück.

Zum Arzt: Wenn die Stimmung über längere Zeit auffällig negativ bleibt und keine Besserung in Sicht ist, sollte der Rat eines Arztes oder Psychologen eingeholt werden.

Schlafstörungen
➤ *Gehen Sie zum Diagnosepfad Schlafstörungen (S. 144/145)*

Ursachen: Die Ursachen von Schlafproblemen können sehr vielfältig sein und reichen von kurzzeitiger körperlicher oder seelischer Überlastung, unregelmäßigen Arbeitszeiten, Jetlag, ungünstigen Ernährungs- und Bewegungsgewohnheiten (z. B. zu spätes und zu schweres Essen, zu viele Genussmittel wie Kaffee und Alkohol, zu wenig Bewegung) bis hin zu ausgeprägten seelischen Konflikten und Nöten wie etwa einer Depression. Für die Selbsthilfe kommen wiederum nur Situationen in Betracht, in denen durch eine auslösende Situation eine akute Schlaflosigkeit aufgetreten ist.

Beschwerden: Charakteristische Symptome sind Schwierigkeiten beim Ein- und/oder Durchschlafen (ruheloses Hin- und Herwälzen, Aufwachen mitten in der Nacht, Schwitzen, Grübeln), Müdigkeit und Konzentrationsmangel am Tag sowie Unruhe und nervöse Reizbarkeit.

Zum Arzt: Wenn die Beschwerden über mehrere Tage bestehen oder die Schlaflosigkeit im Zusammenhang mit anderen Krankheiten (z. B. Depressionen) auftritt, sollte ein Arzt oder Psychologe konsultiert werden.

Beschwerden bei Kindern

Für die homöopathische Selbsthilfe bei Kindern eignen sich im Wesentlichen die gleichen Homöopathika, die auch im Erwachsenenalter gegen bestimmte Symptome helfen. Deshalb sind Beschwerden durch Verletzungen, Verbrennungen, Wunden oder Kopfschmerzen und Augenentzündungen hier nicht nochmals angeführt, und wir verweisen auf passende Allgemeinkapitel.

In diesem Abschnitt werden Sie auf Besonderheiten von Krankheiten im Kindesalter aufmerksam gemacht. Der Säugling kann seine Beschwerden nur durch Schreien und Bewegungen von Armen und Beinen ausdrücken, was es oft schwierig macht herauszufinden, wo sein Problem wirklich liegt. Die Vorstellung bei einer Hebamme, beim Kinderarzt oder Heilpraktiker ist allein deshalb schon sinnvoll und kann Ihnen Sorgen und Unsicherheit nehmen. Auch schon etwas größere Kinder können häufig noch nicht genau sagen, was ihnen fehlt. Dadurch wird die Auswahl einer homöopathischen Arznei etwas schwieriger. Mit den Informationen auf diesen Seiten wird es Ihnen dennoch gelingen, eine begleitende Behandlung zu bewerkstelligen, welche die Genesung sehr unterstützen kann.

Angst/Furcht

➤ *Gehen Sie zum Diagnosepfad Beschwerden des Gemüts (S. 142/143)*

Ursachen: Angst kommt bei Kindern häufig vor und hat vielfältige Ursachen, die jedoch unterschiedlich zu behandeln sind. Fallen Ihnen bei Ihrem Kind etwa Ängstlichkeit im Dunkeln, beim Alleinsein oder Angst vor Fremden auf, ist dies nichts, was im Rahmen einer Selbsthilfe behandelt werden kann.
Beschwerden: Das Kind weint, wirkt schreckhaft und scheu. Es gerät in Panik, versucht sich zu verstecken oder anzuklammern.
Zum Arzt: Beobachten Sie Ihr Kind genau. Wenn sich seine Beschwerden nicht nach wenigen Tagen bessern, sollten Sie einen Kinderarzt zu Rate ziehen.

Bauchschmerzen/Koliken

➤ *Gehen Sie zum Diagnosepfad Magenbeschwerden (S. 124/125) und zum Diagnosepfad Koliken (S. 122/123)*

Ursachen: Bei Säuglingen treten Bauchschmerzen vor allem in den ersten drei Lebensmonaten auf, weshalb sie auch »Drei-Monats-Koliken« genannt werden. Die Ursache ist ein noch nicht ganz ausgereiftes Verdauungssystem, was zu Problemen bei der Verdauung der Säuglingsnahrung und zu schmerzhaften Blähungen führt. Auch eine Milchunverträglichkeit könnte sich hinter anhaltenden Bauchschmerzen verbergen. Lassen Sie die Beschwerden von einem erfahrenen Homöopathen abklären, bevor Sie eine Selbstbehandlung versuchen.
Beschwerden: Der Säugling schreit oder wimmert viel, er strampelt mit heftigen Bewegungen oder zieht die Beinchen an. Der Bauch ist meist gespannt.
Zum Arzt: Konsultieren Sie den Kinderarzt, wenn sich bei der Selbstbehandlung keine Besserung einstellt oder Sie sich unsicher fühlen.

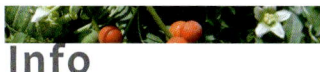

Info

Auch wenn die Angst ausgeprägt ist, sollten Sie mit Ihrem Kind einen homöopathisch behandelnden Heilpraktiker oder Arzt aufsuchen. Zur Selbstbehandlung ist lediglich Ängstlichkeit im Zusammenhang mit großem Schreck oder einem Unfall geeignet.

Durchfall
➤ *Gehen Sie zum Diagnosepfad Durchfall (S. 118/119) und zum Diagnosepfad Zahnschmerzen (S. 112/113)*

Ursachen: Babys neigen besonders zu Verdauungsstörungen mit Durchfall, wenn die ersten Zähnchen durchbrechen. Auch akute, leichtere Störungen des Verdauungssystems wie etwa ein Darminfekt können Durchfall hervorrufen. Diese Probleme eignen sich gut zur Selbstbehandlung, während längere Zeit bestehende Symptome in die Hand eines Homöopathen gehören.

Beschwerden: Es finden mehrmals täglich Stuhlentleerungen mit wässrigem Stuhl statt. Bauchschmerzen, Übelkeit, Erbrechen und Appetitlosigkeit sind häufige Begleiterscheinungen. Im Rahmen eines Infekts kann auch Fieber auftreten.

Zum Arzt: Bei Durchfall, der länger als zwei Tage anhält und von anderen Symptomen begleitet ist, sollten Sie sicherheitshalber immer den Kinderarzt um Rat fragen. Vor allem Säuglinge sind schnell gefährdet, durch die Verdauungsstörung zu viel Flüssigkeit und Mineralstoffe zu verlieren, was eine »Austrocknung« – Dehydratation genannt – und Kreislaufprobleme nach sich ziehen kann.

Erbrechen
➤ *Gehen Sie zum Diagnosepfad Erbrechen (S. 120/121)*

Ursachen: Erbrechen ist bei Kindern häufig ein Symptom, das einer fiebrigen Erkrankung vorausgeht. So kann Erbrechen auch Vorläufer von typischen Kinderkrankheiten wie Keuchhusten oder Scharlach sein. Säuglinge zeigen oft das Phänomen des »Spuckens«, das vor allem dann auftritt, wenn die Nahrung umgestellt wird und sie z. B. ungewohnte Breikost erhalten. Dieses Spucken ist aber meist völlig harmlos und verliert sich mit der Zeit von selbst wieder.

Beschwerden: Häufig besteht zu Anfang Übelkeit. Dann erfolgt das Würgen und Erbrechen von Mageninhalt oder auch nur Flüssigkeit.

Zum Arzt: Wenn Ihr Kind außer Spucken keine weiteren Anzeichen von Unbehagen oder Krankheit zeigt, brauchen Sie sich keine Sorgen zu machen. Sollten Sie aber den Verdacht haben, dass eine ernstere Ursache dahintersteckt – etwa weil sich keine rasche Besserung einstellt und sich das Allgemeinbefinden Ihres Kindes verschlechtert –, müssen Sie den Kinderarzt konsultieren. Auch wenn Erbrechen nach Kopfverletzungen auftritt, ist eine ärztliche Abklärung wichtig, weil Verdacht auf eine Gehirnerschütterung besteht.

Fieber

➤ *Gehen Sie zum Diagnosepfad Fieber (S. 140/141)*

Ursachen: Fieber tritt bei Kindern viel häufiger auf als bei Erwachsenen, denn Kinder machen sehr viele Infekte durch. Wie beim Erwachsenen ist auch bei Kindern Fieber zumeist ein Zeichen dafür,
dass sich das Immunsystem mit Krankheitserregern auseinandersetzt. Es handelt sich somit um eine ganz natürliche Reaktion. Im
Säuglingsalter geht der Durchbruch der Zähne oft mit Fieber einher.
Beschwerden: Die Körpertemperatur klettert auf Werte von über
37 °C. Ab 40 °C spricht man von hohem Fieber. Oft haben die Kinder
ein rotes Gesicht und eine heiße Stirn. Sie frieren und schwitzen im
Wechsel, bei raschem Fieberanstieg kann es zu Schüttelfrost kommen. Je nach Ursache bzw. Krankheitserreger treten weitere Beschwerden auf wie Erbrechen, Kopfschmerzen, Hautausschläge,
Halsschmerzen, Ohrenschmerzen.
Zum Arzt: Klettert das Fieber über 39,5 °C, hält es länger als drei
Tage an und/oder wirkt das Kind in seinem Befinden beeinträchtigt,
gar benommen oder apathisch, sollten Sie den Kinderarzt konsultieren. Auch bei Fieber nach Fernreisen (z. B. in die Tropen) ist eine
ärztliche Abklärung dringend angeraten.

Husten

➤ *Gehen Sie zum Diagnosepfad Husten (S. 114/115)*

Ursachen: Husten kommt bei Kindern ausgesprochen häufig vor, zumeist im Rahmen fieberhafter Infekte oder auch bei den typischen
Kinderkrankheiten. Inwieweit eine homöopathische Selbstbehandlung möglich ist, sollten Sie am besten mit dem homöopathisch
tätigen Arzt oder Heilpraktiker abklären. Eine besondere Form der
Atemwegserkrankung, die bei Kindern auftreten kann, ist der Pseudokrupphusten. Dabei kommt es zu einer entzündlichen Reizung in
den oberen Atemwegen und im Rachen, meist im Gefolge einer Erkältung. Auch ein Zusammenhang mit Witterungseinflüssen und
Umweltverschmutzung scheint erwiesen. Da sich beim Pseudokrupp
die Beschwerden oft erstmals in der Nacht zeigen, kann die homöopathische Behandlung hier als Erste-Hilfe-Maßnahme eingesetzt
werden.
Beschwerden: Typisch sind Hustenanfälle, die mit Schleimauswurf,
Übelkeit und Erbrechen einhergehen. Nicht selten wird der Husten
von anderen Symptomen wie Schnupfen und Fieber begleitet.

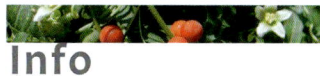

Info

*Beim Pseudokrupp kommt
es zu einem plötzlichen An-
schwellen der Kehlkopf-
schleimhaut. Dies kann Heiserkeit, Husten, ein
pfeifendes Atemgeräusch
sowie Atemnot hervorrufen.*

Zum Arzt: Wenn die Beschwerden heftiger werden und das Allgemeinbefinden Ihres Kindes beeinträchtigen, sollten Sie den Kinderarzt aufsuchen.

Ohrenschmerzen

➤ *Gehen Sie zum Diagnosepfad Ohrenschmerzen (S. 108/109)*

Ursachen: Behandelbar im Rahmen der Selbsthilfe sind akut auftretende Ohrenschmerzen. Sie beruhen zumeist darauf, dass sich durch eine Entzündung und Anschwellung der Ohrtrompete (Verbindung vom Mittelohr zum Rachen) Sekret im Mittelohr staut. Der Druck ist hauptverantwortlich für die Schmerzen. Deshalb tritt eine deutliche Schmerzlinderung ein, wenn das Trommelfell reißt und das gestaute Sekret abfließen kann.
Beschwerden: Das typische Zeichen sind ausgeprägte Ohrenschmerzen, die oft mit Ohrgeräuschen wie einem Glucksen im Ohr einhergehen. Darüber hinaus können die seitlichen Halslymphknoten geschwollen sein und Fieber auftreten. Manchmal kommt es auch zu einer vorübergehenden Beeinträchtigung des Hörens.
Zum Arzt: Wenn Ihr Kind in seinem Befinden sehr beeinträchtigt ist, die Schmerzen über mehrere Stunden anhalten, sich hinter das Ohr verlagern oder wiederholt auftreten, sollten Sie unbedingt zum Kinderarzt gehen. Auch wenn Sie bereits Absonderungen aus dem Ohr bemerken, ist der Besuch beim Kinderarzt oder HNO-Arzt ratsam, um die Heilung des Trommelfells zu kontrollieren, damit kein bleibender Hörverlust zu befürchten ist.

Schlafprobleme

➤ *Gehen Sie zum Diagnosepfad Schlafstörungen (S. 144/145)*

Ursachen: Schlafprobleme zeigen sich auch bei Kindern facettenreich, sind aber meistens harmloser Natur. Bei Säuglingen und Kleinkindern können sie damit in Zusammenhang stehen, dass sich erst noch ein richtiger Schlaf-Wach-Rhythmus entwickeln muss. Wenn Schlafprobleme im Zusammenhang mit anderen Erkrankungen stehen, z. B. mit dem Zahndurchbruch oder mit einem fieberhaften Infekt, dann bessern sich diese auch mit der Besserung der Zahnschmerzen bzw. der fiebrigen Erkrankung.
Schlafstörungen ohne erkennbaren Auslöser können Sie nicht im Rahmen der Selbsthilfe ohne fachkundige Unterstützung durch den Homöopathen behandeln.

Beschwerden: Kinder mit Einschlafstörungen liegen länger im Bett wach. Sie rufen angstvoll nach der Mutter, wollen, dass Licht brennt, weinen, quengeln, verlangen nach etwas zu essen, zu trinken oder im Elternbett schlafen zu dürfen. Wenn (Schul-)Kinder am nächsten Tag unausgeschlafen sind, kann sich das als Müdigkeit, Konzentrationsmangel, Gereiztheit und Weinerlichkeit zeigen.

Zum Arzt: Sollten Schlafstörungen länger anhalten und das Kind in seinem Verhalten am Tag beeinträchtigt sein, ist die Konsultation des Kinderarztes und gegebenenfalls auch eines Kinderpsychologen zu empfehlen.

Schnupfen
➤ *Gehen Sie zum Diagnosepfad Schnupfen (S. 110/111)*

Ursachen: Schnupfen ist wie Husten ein häufiges Phänomen bei Kindern und tritt meistens im Zusammenhang mit Erkältungskrankheiten auf.

Beschwerden: Typisch sind eine laufende Nase, häufiges Niesen, geschwollene Schleimhäute. Oft ist die Nase auch verstopft und die Nasenatmung dadurch behindert.

Zum Arzt: Bei hartnäckigem Schnupfen, der länger als sieben Tage anhält oder von anderen ausgeprägten Beschwerden begleitet ist, sollten Sie mit Ihrem Kind zum Kinderarzt gehen.

Windelausschlag
➤ *Gehen Sie zum Diagnosepfad Zahnschmerzen (S. 112/113)*

Ursachen: Ein wunder Po tritt bei Babys, die gewickelt werden, ziemlich häufig auf. Babyhaut reagiert nämlich besonders empfindlich, wenn sich unter der luftundurchlässigen Hülle Wärme staut und die aggressiven Stoffe aus Urin und Kot die Haut angreifen. Es kann auch zu einem Befall mit Krankheitserregern, z. B. mit Hefepilzen kommen, was zum Soor im Pobereich führt. Auch wenn Kinder zahnen, schlägt sich das oft in einem Windelausschlag nieder. Im Rahmen der homöopathischen Selbsthilfe ist nur dieser Ausschlag, der mit dem Zahndurchbruch einhergeht, wirksam zu behandeln.

Beschwerden: Charakteristisch sind Hautrötung und Hautnässen am Po. Manchmal bilden sich auch Beläge oder kleine Bläschen. Gelegentlich wird der Windelausschlag von Fieber begleitet.

Zum Arzt: Konsultieren Sie den Kinderarzt, wenn die Reizung sehr ausgeprägt und das Kind in seinem Befinden stark beeinträchtigt ist.

Zahnungsbeschwerden

➤ *Gehen Sie zum Diagnosepfad Zahnschmerzen (S. 112/113) und*
   zum Diagnosepfad Durchfall (S. 118/119)

Ursachen: Der Durchbruch der Zähne stellt für den kindlichen Organismus eine Belastung dar, wodurch verschiedene Krankheitszeichen auftreten können.

Beschwerden: Typisch sind Fieber, Schlafstörungen, Schnupfen und Durchfall, der auch zu Wundheit im Windelbereich führen kann. Das Baby ist oft weinerlich und steckt sich häufig Spielzeug oder andere Gegenstände in den Mund, da dies offensichtlich die Beschwerden mildert (z. B. spezielle Beißringe).

Zum Arzt: Wenn die Beschwerden ausgeprägt sind und Ihr Kind in seinem Befinden deutlich beeinträchtigen, sollten Sie den Kinderarzt um Rat fragen.

Besser zum Arzt oder Homöopathen

Bei der Darstellung häufiger Beschwerden ab S. 75 vermissen Sie vielleicht das eine oder andere Symptom oder auch eine bestimmte Krankheit, zu der Sie gerne eine homöopathische Therapieempfehlung hätten. Wie gesagt, haben wir uns bei einer Reihe von Beschwerden dafür entschieden, sie nicht unter der Rubrik Selbstbehandlung aufzuführen, sondern Ihnen zu einer Therapie beim Homöopathen zu raten, da sie eher chronischer Natur sind und ein vertieftes Wissen über die Auswahl und Anwendung der passenden Arznei erfordern.

Hier finden Sie eine Liste der ausgeschlossenen Krankheiten, die häufiger vorkommen können:

Körper

➤ Akne
➤ Allergien
➤ Arthritis/Arthrose
➤ Asthma bronchiale
➤ Bluthochdruck
➤ Ekzeme
➤ Gürtelrose
➤ Haarausfall
➤ Hämorrhoidalbeschwerden

➤ Herzrasen
➤ Krampfadern
➤ Menstruationsprobleme
➤ Migräne
➤ Nebenhöhlenentzündung
➤ Neurodermitis
➤ Rheumatische
   Erkrankungen
➤ Scheidenentzündung

- Schilddrüsenprobleme
- Schuppenflechte
- Sodbrennen

- Verstopfung
- Wechseljahrs-
  beschwerden

Gemüt

- Ängste (chronische For-
  men)
- Appetitlosigkeit
- Depressionen
- Erschöpfung/Burn-out
- Ess-Störungen

- Nervosität/Unruhe
- Schlafstörungen
  (chronische Formen)
- Vergesslichkeit/
  Konzentrations-
  störungen

Die Diagnosepfade

Wege zum passenden Arzneimittel

- Augenentzündungen (S. 100/101)
- Verletzungen des Auges (S. 102/103)
- Halsschmerzen/Halsentzündungen (S. 104/105)
- Kopfschmerzen (S. 106/107)
- Ohrenschmerzen (S. 108/109)
- Schnupfen (S. 110/111)
- Zahnschmerzen (S. 112/113)
- Husten (S. 114/115)
- Kreislaufschwäche (S. 116/117)
- Durchfall/Brechdurchfall (S. 118/119)
- Erbrechen (S. 120/121)
- Koliken (S. 122/123)
- Magenbeschwerden (S. 124/125)
- Reisekrankheiten (S. 126/127)
- Blasenentzündung (S. 128/129)
- Akute Hauterkrankungen (S. 130/131)
- Verletzungen der Haut/Wunden (S. 132/133)
- Beschwerden des Bewegungsapparates (S. 134/135)
- Verletzungen der Gelenke und Knochen (S. 136/137)
- Verletzungen der weichen Gewebe (S. 138/139)
- Fieber (S. 140/141)
- Akute Beschwerden des Gemüts (S. 142/143)
- Schlafstörungen (S. 144/145)

Augenentzündungen (siehe auch S. 75, 76)

Durch Verletzung des Auges aufgrund von Fremdkörpereinwirkung (Arzt aufsuchen!)

besonders wenn die Tränen scharf und wund machend sind

Durch kalten Wind oder Luftzug

besonders wenn Schmerzen ausstrahlen oder Taubheitsempfinden besteht

Durch Überanstrengung der Augen (Bildschirmarbeit)

auch wenn Kopfweh damit in Zusammenhang steht

Durch Ärger oder Demütigung

besonders wenn sich ein Gerstenkorn entwickelt

Die Dosierungsweise der Arzneien finden Sie auf S. 70/71.
Sie können jede Potenz bis C30 verwenden.

Euphrasia
(S. 39)

Aconitum
(S. 26 f.)

Ruta
(S. 50 f.)

Staphisagria
(S. 52)

Verletzungen des Auges (siehe auch S. 75)

»Blaues Auge«

Wenn besonders die weichen Gewebe betroffen sind (Haut und Muskeln)	besonders durch stumpfen Schlag verursachte blaue Flecke
	besonders wenn sich die Umgebung der Verletzung kalt anfühlt

Wenn besonders die knöchernen Strukturen betroffen sind

Verletzung von Hornhaut oder Bindehaut

Durch die Einwirkung von Fremdkörpern	besonders wenn die Tränen scharf und wund machend sind
	besonders wenn Schmerzen auch ausstrahlen oder Taubheitsempfindungen bestehen

Die Dosierungsweise der Arzneien finden Sie auf S. 70/71.
Sie können jede Potenz bis C30 verwenden.

mit großer Berührungs-
empfindlichkeit

Arnica
(S. 28 f.)

Ledum
(S. 45)

Symphytum
(S. 52 f.)

Euphrasia
(S. 39)

Aconitum
(S. 26 f.)

Halsschmerzen/
Halsentzündungen (siehe auch S. 77, 90)

**Durch akute Ent-
zündungen im Hals**

besonders wenn die Schmerzen
beim »leeren« Schlucken ausgeprägt sind (nicht beim Schlucken
zum Essen oder Trinken)

starke Schmerzen bei jedem
Schlucken, nur das Trinken
kalter Getränke bessert die
Beschwerden

besonders wenn die Schmerzen
nachts schlimmer sind

besonders bei stechenden
Halsschmerzen und wenn große
Kälteempfindlichkeit besteht

**Pseudo-
krupphusten**

Die Dosierungsweise der Arzneien finden Sie auf S. 70/71.
Sie können jede Potenz bis C30 verwenden.

Belladonna
(S. 30 f.)

Apis
(S. 28)

Mercurius
(S. 46)

Hepar sulfuris
(S. 41 f.)

siehe unter Diagnosepfad
Husten (S. 114)

Kopfschmerzen (siehe auch S. 77)

Durch Kopfverletzung

besonders bei stumpfen Verletzungen, mit Schwellung und Blutergüssen

Durch starke Sonneneinstrahlung, Hitze

besonders bei rotem Gesicht und hartem, klopfendem Puls

Durch Erkältung, Fieber

besonders bei Erkältungen nach nass gewordenen Haaren (Haarwaschen und Zugluft) und bei plötzlichem hohem Fieber und heißem Kopf

mit vor allem stechenden Schmerzen und Ruhebedürfnis, auch wenn starker Durst nach großen Mengen kalten Wassers vorhanden ist

Durch Aufregung und Schreck

Durch Genussmittel wie Alkohol und Kaffee

besonders wenn große Reizbarkeit und Überempfindlichkeit gegen Sinnesreize besteht (Licht, Gerüche, Geräusche)

Die Dosierungsweise der Arzneien finden Sie auf S. 70/71.
Sie können jede Potenz bis C30 verwenden.

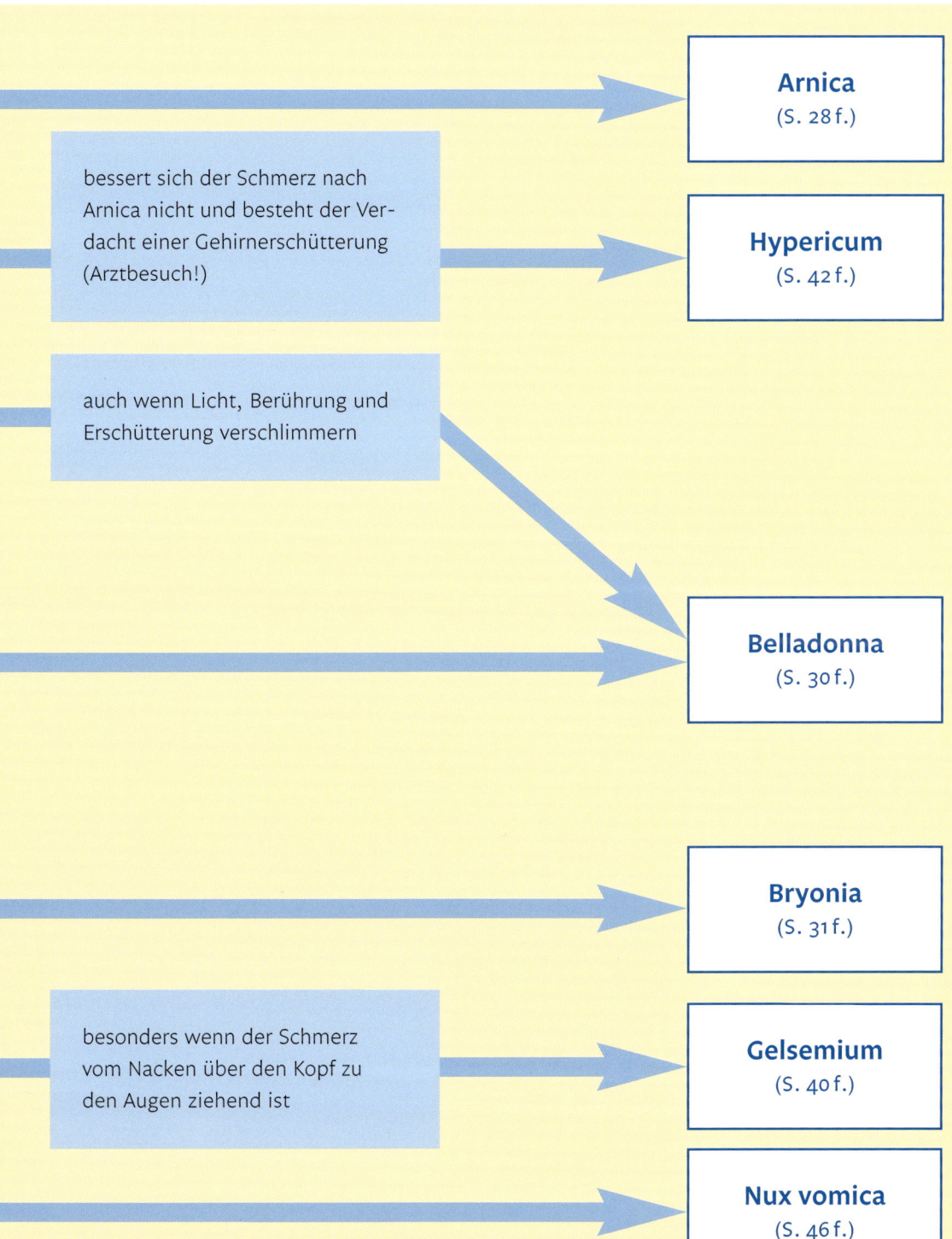

Arnica
(S. 28 f.)

bessert sich der Schmerz nach Arnica nicht und besteht der Verdacht einer Gehirnerschütterung (Arztbesuch!)

Hypericum
(S. 42 f.)

auch wenn Licht, Berührung und Erschütterung verschlimmern

Belladonna
(S. 30 f.)

Bryonia
(S. 31 f.)

besonders wenn der Schmerz vom Nacken über den Kopf zu den Augen ziehend ist

Gelsemium
(S. 40 f.)

Nux vomica
(S. 46 f.)

Ohrenschmerzen (siehe auch S. 78, für Kinder S. 96)

wenn die Schmerzen plötzlich kommen und gehen

Ohrenschmerzen nach Erkältung des Kopfes

waren die Auslöser feuchte kalte Witterung, Durchnässung oder Zugluft bei nassen Ohren, ist am häufigsten angezeigt

wenn die Beschwerden nachts schlimmer sind

Beschwerden nach Tauchen im Schwimmbad oder in offenen Gewässern

wenn große Höhenunterschiede bewältigt werden

Ohrenschmerzen beim Fliegen im Flugzeug

Die Dosierungsweise der Arzneien finden Sie auf S. 70/71.
Sie können jede Potenz bis C30 verwenden.

Belladonna
(S. 30 f.)

Dulcamara
(S. 38 f.)

Mercurius
(S. 46)

Pulsatilla
(S. 47 f.)

Schnupfen (siehe auch S. 79, für Kinder S. 97)

Bei Erkältung, ausgelöst durch feuchte, kalte Luft oder durch kalte, nasse Füße

besonders wenn es durch den Schnupfen auch zu Nasenbluten kommt

besonders wenn das Schnupfensekret rahmig oder gelb ist

Ohne erkennbare Ursache

Schnupfen bei Säuglingen und Kleinkindern

je nachdem, welche Symptome bestehen

siehe auch die Diagnosepfade **Fieber** (S. 140) und **Husten** (S. 114)

Die Dosierungsweise der Arzneien finden Sie auf S. 70/71.
Sie können jede Potenz bis C30 verwenden.

Dulcamara
(S. 38 f.)

Pulsatilla
(S. 47 f.)

wenn das Schupfensekret reichlich und wund machend ist, bei mildem Tränen der Augen

Allium cepa
(S. 27)

besonders wenn das Nasensekret mild und die Tränen scharf und wund machend sind

Euphrasia
(S. 39)

Chamomilla
(S. 34 f.)

Pulsatilla
(S. 47 f.)

Zahnschmerzen (siehe auch S. 79, für Kinder S. 97, 98)

Beschwerden bei der Zahnung (Säuglinge und Kleinkinder)

besonders wenn Fieber, Schnupfen oder Husten begleitend auftreten

Ohne erkennbaren Auslöser

Nach einer Zahnbehandlung

besonders nach dem Ziehen eines Zahnes

besonders nach Plombieren der Zähne oder wenn betäubende Arzneimittel eingesetzt wurden

besonders wenn eine große Empfindlichkeit der Zähne besteht, z. B. nach einer Paradontosebehandlung

Die Dosierungsweise der Arzneien finden Sie auf S. 70/71.
Sie können jede Potenz bis C30 verwenden.

und Durchfall mit Wundheit besteht	**Chamomilla** (S. 34 f.)
besonders wenn die Beschwerden plötzlich kommen und plötzlich enden	**Belladonna** (S. 30 f.)
besonders wenn sich die Schmerzen durch Druck bessern (Zusammenbeißen oder Liegen auf der schmerzenden Stelle)	**Bryonia** (S. 31 f.)
	Arnica (S. 28 f.)
	Nux vomica (S. 46 f.)
	Staphisagria (S. 52)

Husten (siehe auch S. 80, 90, für Kinder S. 95)

Ohne erkennbaren Auslöser

besonders wenn beim Husten die Brust schmerzt und die Schleimhäute trocken sind

wenn zudem Übelkeit besteht, die auch zum Erbrechen führen kann, ohne jedoch zu bessern

wenn zudem milde Augentränen und wund machender Schnupfen besteht

Durch Aufenthalt in trockener, kalter Luft

Pseudokrupphusten

das zumeist am Anfang der Erkrankung, im akuten Zustand angezeigte Mittel (1. Mittel)

wenn Aconitum nicht geholfen hat, als Folgemittel (2. Mittel)

als 3. Mittel angezeigt, besonders wenn die Beschwerden durch kalte Luft und Zugluft ausgelöst wurden

Die Dosierungsweise der Arzneien finden Sie auf S. 70/71.
Sie können jede Potenz bis C30 verwenden.

Bryonia
(S. 31f.)

Ipecacuanha
(S. 44f.)

Allium cepa
(S. 27)

besonders wenn eine deutliche
Empfindlichkeit gegen kalte Luft
besteht

Hepar sulfuris
(S. 41f.)

besonders wenn für die Arznei typische Symptome vorhanden sind

Aconitum
(S. 26f.)

Spongia
(S. 51)

Hepar sulfuris
(S. 41f.)

Kreislaufschwäche (siehe auch S. 80, 81)

Nach einem Schreck, auch durch Miterleben eines Unfalls	besonders dann, wenn auch Angst besteht
Durch Verletzung; Sie sollten sich, wenn eine Verletzung solche Folgen hat, unbedingt dem Arzt vorstellen!	besonders wenn es zu Blutungen kam und Schwäche besteht
Ohne erkennbare Ursache	mit kaltem Schweiß und rasch zunehmender körperlicher Schwäche
Durch Verlust von Körpersäften	besonders wenn eine körperliche Schwäche besteht
Ohnmachtneigung nach langem Stehen in stickigen, warmen Räumen	

Die Dosierungsweise der Arzneien finden Sie auf S. 70/71.
Sie können jede Potenz bis C30 verwenden.

Aconitum
(S. 26 f.)

Arnica
(S. 28 f.)

Veratrum album
(S. 53)

China
(S. 35 f.)

Pulsatilla
(S. 47 f.)

Durchfall/Brechdurchfall (siehe auch S. 82, für Kinder S. 94,

Nach Erkältung	besonders wenn sie durch eine Durchnässung ausgelöst wurde
Nach Aufregung	auch bedingt durch Prüfungs-situationen
Beim Zahnen der Kinder	besonders wenn der Stuhl grün-gelbe Beimengungen hat
Durch verdorbene Speisen oder verkeimtes (verschmutztes) Wasser	besonders wenn ängstliche Unruhe besteht und warme Getränke bessern
Ohne erkennbaren Auslöser	und wenn die Zunge nicht belegt (sauber) ist

Die Dosierungsweise der Arzneien finden Sie auf S. 70/71.
Sie können jede Potenz bis C30 verwenden.

Dulcamara
(S. 38 f.)

Gelsemium
(S. 40 f.)

Chamomilla
(S. 34 f.)

Arsenicum album
(S. 29 f.)

Veratrum album
(S. 53)

Ipecacuanha
(S. 44 f.)

Erbrechen (siehe auch S. 83, für Kinder S. 94)

Durch verdorbene Lebensmittel (Fisch, Fleisch, Wasser)

besonders wenn ängstliche Unruhe besteht und warme Getränke bessern

Ohne erkennbaren Auslöser

mit Übelkeit, die sich durch Erbrechen nicht bessert

Wenn durch das Erbrechen Flüssigkeit und Salze in großem Maße verloren gingen

besonders wenn große Schwäche, Blähungen und Blähungskoliken bestehen, die sich durch Aufstoßen und Windeabgang nicht bessern

siehe auch unter Diagnosepfad **Magenbeschwerden** (S. 124)

Die Dosierungsweise der Arzneien finden Sie auf S. 70/71.
Sie können jede Potenz bis C30 verwenden.

Arsenicum album
(S. 29 f.)

Veratrum album
(S. 53)

Ipecacuanha
(S. 44 f.)

China
(S. 35 f.)

Koliken (siehe auch S. 85, für Kinder S. 93)

Kolikartige Bauch-schmerzen (krampfartige Schmerzen)

besonders wenn Zusammen-krümmen und Druck bessern

Gallenkolik, Nierenkolik; unbedingt zum Arzt gehen!

besonders wenn Erschütterungen und Druck verschlechtern

Blähungskoliken (krampfartige Bauchschmerzen, durch Blähungen ausgelöst)

besonders auch nach Verlust von Körpersäften (Erbrechen, Durch-fall, Schwitzen) oder nach Obst-genuss

Kolikartige Bauch-schmerzen der Säuglinge

besonders wenn diese durch Aufregungen, welche die Mutter hatte, ausgelöst wurden

Die Dosierungsweise der Arzneien finden Sie auf S. 70/71.
Sie können jede Potenz bis C30 verwenden.

Colocynthis
(S. 37 f.)

Belladonna
(S. 30 f.)

China
(S. 35 f.)

Chamomilla
(S. 34 f.)

Magenbeschwerden (siehe auch S. 81, 82, für Kinder S. 93)

**Durch Alkoholge-
nuss verdorbener
Magen**

**Durch zu viel Essen
oder durch schwer
verdauliche Spei-
sen verdorbener
Magen**

**Durch Zorn
und Ärger**

**Magenbeschwer-
den ohne erkenn-
bare Ursache**

mit kolikartigen Bauchschmerzen
(krampfartige Schmerzen)

mit Druck- oder Steingefühl in der
Magengegend

**Durch fette Speisen
oder Eis verdorbe-
ner Magen**

Erbrechen: siehe unter
Diagnosepfad **Erbrechen**
(S. 120)

Die Dosierungsweise der Arzneien finden Sie auf S. 70/71.
Sie können jede Potenz bis C30 verwenden.

Nux vomica
(S. 46 f.)

Chamomilla
(S. 34 f.)

besonders wenn sich die Mutter
geärgert hat

Staphisagria
(S. 52)

Colocynthis
(S. 37 f.)

besonders wenn Zusammen-
krümmen und Druck bessern

Belladonna
(S. 30 f.)

besonders wenn Erschütterungen
und Druck verschlechtern

Bryonia
(S. 31 f.)

Nux vomica
(S. 46 f.)

Pulsatilla
(S. 47 f.)

Reisekrankheiten (siehe auch S. 83, 84)

Reiseübelkeit

das 1. Mittel bei Übelkeit und Erbrechen beim Fahren mit dem Auto, Zug, Schiff oder beim Fliegen

wenn Cocculus nicht bessert als 2. Mittel, besonders auch wenn Reizbarkeit ein weiteres Symptom ist

Verstopfung (Obstipation) auf Reisen

Ohrenschmerzen beim Fliegen

wenn große Höhenunterschiede bewältigt werden

Erbrechen und Durchfallerkran- kungen

Die Dosierungsweise der Arzneien finden Sie auf S. 70/71.
Sie können jede Potenz bis C30 verwenden.

Cocculus
(S. 36 f.)

Nux vomica
(S. 46 f.)

Pulsatilla
(S. 47 f.)

siehe auch die Diagnosepfade
Erbrechen (S. 120), **Durchfall**
(S. 118) und **Magenbeschwerden**
(S. 124)

Blasenentzündung (siehe auch S. 84)

Durch feuchte, kalte Luft oder durch kalte, nasse Füße ausgelöst

Durch Kaltwerden der Füße oder durch zu wenig trinken ausgelöst

auch wenn Durstlosigkeit besteht

mit vor allem heftigem Brennen und dauerndem Harndrang

Ohne erkennbare Ursache

besonders wenn starkes Frieren die Beschwerden begleitet

Die Dosierungsweise der Arzneien finden Sie auf S. 70/71.
Sie können jede Potenz bis C30 verwenden.

Dulcamara
(S. 38 f.)

Pulsatilla
(S. 47 f.)

Cantharis
(S. 33 f.)

Nux vomica
(S. 46 f.)

Akute Hauterkrankungen (siehe auch S. 85, 86, 87)

Herpes labialis (Bläschenausschlag der Lippen)

Entzündungen (Nagelumlauf)

besonders bei berührungsempfindlichen, schmerzhaften Veränderungen mit Eiterbildung

Insektenstiche

Nesselartiger Hautausschlag

Verbrennungen und Verbrühungen

auch bei Verbrennungen mit Blasenbildung (Verbrennung 2. Grades).
Ärztliche Versorgung ist nötig bei großflächigen Verbrennungen!

Verletzungen der Haut und Wunden

Die Dosierungsweise der Arzneien finden Sie auf S. 70/71.
Sie können jede Potenz bis C30 verwenden.

Rhus toxicodendron
(S. 49 f.)

Hepar sulfuris
(S. 41 f.)

Mittel der 1.Wahl, auch bei Bienen- und Wespenstichen

Ledum
(S. 45)

Mittel der 2. Wahl, wenn Ledum keine Besserung brachte (Mückenstiche)

Apis
(S. 28)

Cantharis
(S. 33 f.)

siehe auch **Diagnosepfad Verletzungen der Haut/Wunden** (S. 132)

Verletzungen der Haut/Wunden

Verletzung durch Schlag oder Stoß (Prellung)

besonders wenn es zu Blutergüssen oder zu Blutungen kommt

Stichverletzungen durch Dornen, Bisse von Tieren (bei eingetretenem Nagel Vorsicht – Tetanusgefahr!)

wenn die Wunde ungewöhnlich schmerzhaft und empfindlich ist

Verletzung von nervenreichem Gewebe wie Lippen oder Finger

Schürfwunden, Risswunden, oberflächliche offene Wunden

besonders wenn große Berührungsempfindlichkeit besteht

Eiternde Wunden

Insektenstiche

auch bei Verbrennungen mit Blasenbildung (Verbrennung 2. Grades). Ärztliche Versorgung ist nötig bei großflächigen Verbrennungen!

Verbrennungen und Verbrühungen

(siehe auch S. 78, 85, 86, 87, 88)

Die Dosierungsweise der Arzneien finden Sie auf S. 70/71.
Sie können jede Potenz bis C30 verwenden.

Arnica
(S. 28 f.)

Ledum
(S. 45)

Hypericum
(S. 42 f.)

Calendula
(S. 32 f.)

Hepar sulfuris
(S. 41 f.)

Ledum
(S. 45)

Mittel der 1. Wahl, auch bei
Bienen- und Wespenstichen

Apis
(S. 28)

Mittel der 2. Wahl, wenn Ledum
nicht besserte (Mückenstiche)

Cantharis
(S. 33 f.)

Beschwerden des Bewegungsapparates (siehe auch S. 89)

Folgen von Verstauchung der Gelenke

besonders wenn die kleinen Gelenke betroffen sind (z. B. Finger- oder Zehengelenk)

besonders wenn die großen Gelenke betroffen sind (z. B. Fuß-, Knie- oder Handgelenk)

Folgen von Überanstrengung

auch wenn Beschwerden an den Sehnenscheiden aufgetreten sind

Folgen von Verheben (»Hexenschuss« nach schwerem Heben)

besonders wenn die Beschwerden zu Beginn der Bewegung schlimmer sind und sich dann bei Bewegung bessern

Folgen von Erschütterung des Rückgrats durch Verletzungen

Die Dosierungsweise der Arzneien finden Sie auf S. 70/71.
Sie können jede Potenz bis C30 verwenden.

Ledum
(S. 45)

Arnica
(S. 28 f.)

**Rhus
toxicodendron**
(S. 49 f.)

Hypericum
(S. 42 f.)

Verletzungen der Gelenke und Knochen (siehe auch S. 89)

Gelenkverletzungen mit Bänder- und Sehnenverletzung

besonders wenn Blutergüsse auftreten, als 1. Mittel

besonders wenn der Schmerz durch Arnica nicht gebessert wird, als 2. Mittel

Verletzung der Gelenke durch Verstauchung

besonders wenn große Gelenke betroffen sind (z. B. Fuß-, Knie- oder Handgelenk)

besonders wenn kleine Gelenke betroffen sind (z. B. Finger- oder Zehengelenk)

Verletzung der Knochen und der Knochenhaut

zur Unterstützung der Heilung bei Knochenbrüchen

an Körperstellen wie Schienbein und Rippen

Die Dosierungsweise der Arzneien finden Sie auf S. 70/71.
Sie können jede Potenz bis C30 verwenden.

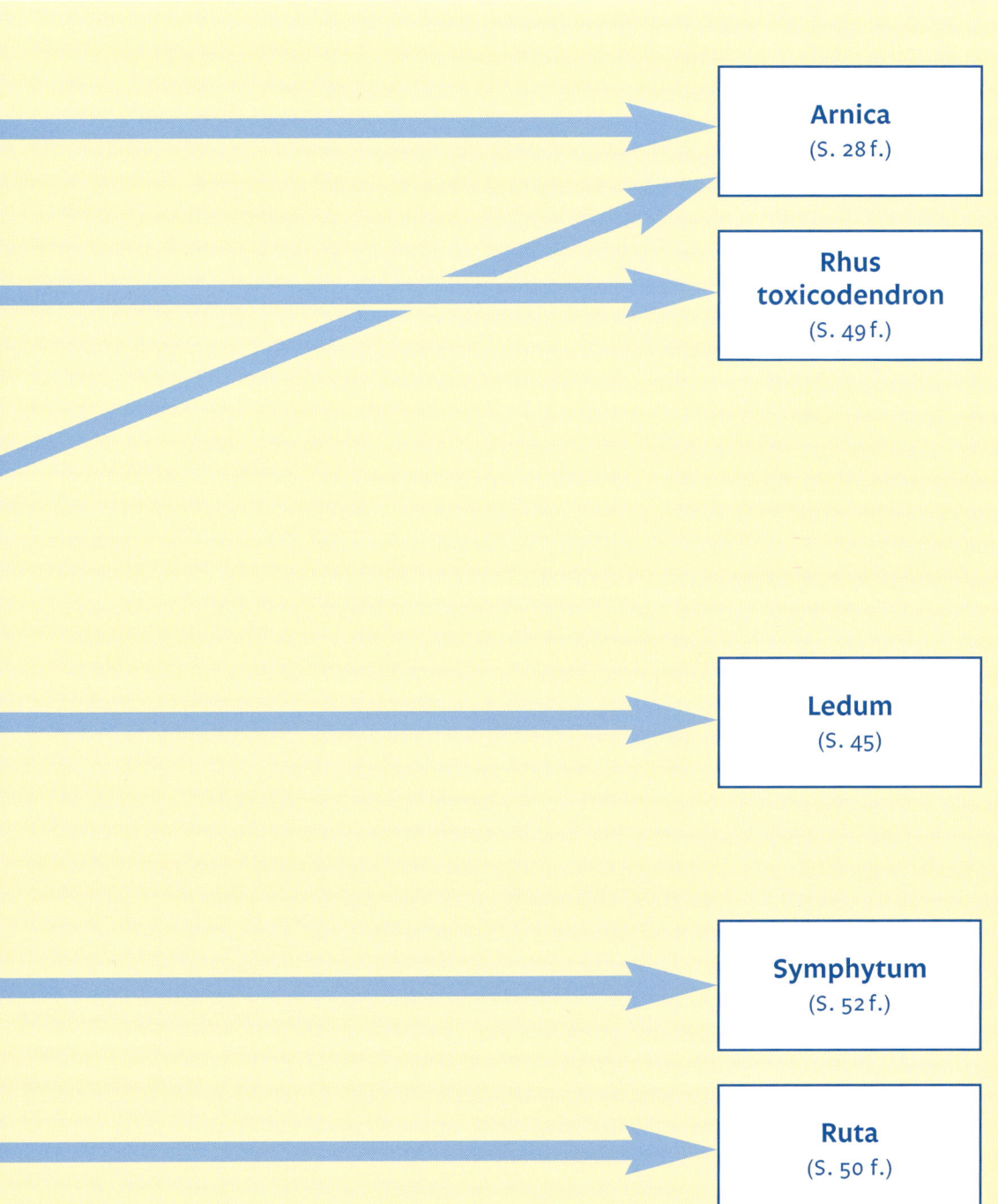

Arnica
(S. 28 f.)

Rhus toxicodendron
(S. 49 f.)

Ledum
(S. 45)

Symphytum
(S. 52 f.)

Ruta
(S. 50 f.)

Verletzungen der weichen Gewebe (Haut und Muskeln) (siehe auch S. 88)

Durch Operationen

zur Schmerzbehandlung und Heilungsförderung (auch nach Zähneziehen)

Verletzung der weichen Gewebe wie Haut und Muskeln

besonders bei Schlag und Prellungen mit Blutergüssen

Verletzungen nervenreicher Gewebe wie Lippen, Fingerkuppen oder des Rückgrats (Erschütterung oder Operation)

Folgen von Überanstrengung

besonders wenn die Beschwerden zu Beginn der Bewegung schlimmer sind und sich dann bei Bewegung bessern

Folgen von Verheben (»Hexenschuss« nach schwerem Heben)

Verletzung der Augen oder am Kopf

Die Dosierungsweise der Arzneien finden Sie auf S. 70/71.
Sie können jede Potenz bis C30 verwenden.

Arnica
(S. 28 f.)

siehe auch Diagnosepfad
Verletzungen der Haut/Wunden
(S. 132)

Hypericum
(S. 42 f.)

Arnica
(S. 28 f.)

**Rhus
toxicodendron**
(S. 49 f.)

siehe auch die Diagnosepfade
Augenverletzungen (S. 100) und
Kopfschmerzen (S. 106)

Fieber (siehe auch S. 90, für Kinder S. 95)

Bei Erkältung, ausgelöst durch feuchte, kalte Luft oder durch kalte, nasse Füße

je nachdem, welche Symptome noch vorhanden sind, zwischen diesen Arzneien wählen

Plötzliches hohes Fieber

besonders wenn keine Symptome bestehen, die eines der beiden anderen Mittel anzeigen

besonders wenn Unruhe und Ängstlichkeit bestehen

eventuell mit Fantasieren und sichtbar klopfender Halsschlagader

Fieber bei Zahnungsbeschwerden der Kleinkinder und Säuglinge

Langsam entstehendes Fieber von mittlerer Höhe

besonders wenn noch Gliederschmerzen bestehen

Die Dosierungsweise der Arzneien finden Sie auf S. 70/71.
Sie können jede Potenz bis C30 verwenden.

Dulcamara
(S. 38 f.)

Pulsatilla
(S. 47 f.)

Ferrum phosphoricum
(S. 40)

Aconitum
(S. 26 f.)

oder wenn das Gesicht rot und heiß ist, bei kühlen Händen und Füßen

Belladonna
(S. 30 f.)

Chamomilla
(S. 34 f.)

Gelsemium
(S. 40 f.)

Akute Beschwerden
des Gemüts (siehe auch S. 91)

Plötzliche Angst

besonders wenn die Beschwerden durch einen Schreck oder einen Unfall ausgelöst wurden

Beschwerden, die durch einen Schreck ausgelöst wurden

Beschwerden, die durch einen großen Kummer ausgelöst wurden

besonders wenn der Betroffene nicht über den Kummer sprechen will und eine Neigung zum Seufzen besteht

Beschwerden, die durch Ärger oder Demütigung ausgelöst wurden

Im Rahmen der Selbsthilfe können Sie nur bei akuten Beschwerden des Gemüts die Homöopathie selbst anwenden. Wenn die Beschwerden anhalten, müssen Sie einen Therapeuten aufsuchen.

Die Dosierungsweise der Arzneien finden Sie auf S. 70/71.
Sie können jede Potenz bis C30 verwenden.

Aconitum
(S. 26 f.)

Ignatia
(S. 43 f.)

Staphisagria
(S. 52)

Schlafstörungen (siehe auch S. 144, für Kinder S. 96)

Durch freudige Ereignisse oder Aufregungen

besonders wenn Nervosität und Unruhe weitere Beschwerden sind

Durch Reizmittel-genuss wie Kaffee oder Alkohol

besonders auch, wenn Reizbarkeit ein weiteres Symptom ist

Beschwerden durch Schlafmangel (Nachtarbeit)

Bedingt durch Fieber

besonders wenn die Halsschlag-adern sichtbar pulsieren

Im Rahmen der Selbsthilfe können Sie nur bei akuten Schlafproblemen die Homöopathie anwenden. Bei dauerhaften Problemen müssen Sie einen Therapeuten aufsuchen.

Die Dosierungsweise der Arzneien finden Sie auf S. 70/71.
Sie können jede Potenz bis C30 verwenden.

Coffea
(S. 37)

Nux vomica
(S. 46 f.)

Cocculus
(S. 36 f.)

Belladonna
(S. 30 f.)

Testen Sie Ihr Wissen

Übung macht den Meister! Je häufiger Sie die Schritte der homöopathischen Selbstbehandlung trainieren, desto sicherer werden Sie mit der Zeit.

Auf den folgenden Seiten werden sieben fiktive Fallsituationen beschrieben, an denen Sie beispielhaft nachvollziehen können, wie Sie vorgehen müssen, um in der homöopathischen Selbstbehandlung erfolgreich zu sein. Zu jedem Fall wird Ihnen die Frage gestellt, für welche Arznei Sie sich entscheiden und wie Sie diese dosieren würden. Außerdem werden Sie im Rahmen dieser Übungen gefragt, wie Sie den Krankheitsverlauf beurteilen und was Sie im Fall erneuter oder zusätzlicher Beschwerden noch tun könnten. Prüfen Sie anhand der Antworten, ob Ihre Entscheidungen richtig waren. Viel Spaß bei diesem Test!

Fallbeispiel 1

Die Situation: Nach einem üppigen Abendessen, bei dem die Speisen stark gewürzt waren und Sie mehr gegessen haben als gewöhnlich, erwachen Sie am Morgen mit Übelkeit und sind sehr gereizt. Im Bauch haben Sie ein Gefühl, als läge da ein Stein.

Frage: Welche Arznei wählen Sie, wie dosieren Sie die Arznei?

So gehen Sie vor: Im Diagnosepfad »Magenbeschwerden« auf S. 124/125 finden Sie den Hinweis »Durch zu viel Essen oder durch schwer verdauliche Speisen verdorbener Magen«. Sie werden auf die Arznei Nux Vomica verwiesen. Beim Nachlesen auf S. 46 f. (Kapitel »32 wichtige Homöopathika«) erfahren Sie, dass sowohl das »Steingefühl« als auch die Übelkeit und Reizbarkeit zu dem Krankheitsbild passen. Sie nehmen 1 Globulus ein und beobachten, welche Wirkung sich zeigt. Außerdem sollten Sie bis zur Besserung der Beschwerden auf Nahrung verzichten oder lediglich Zwieback essen.

Der weitere Verlauf: Nach der Arzneieinnahme bessern sich die Gereiztheit und die Übelkeit schon nach kurzer Zeit (ca. 15 Minuten).

Das »Steingefühl« bleibt aber bestehen und ändert sich auch in weiteren zwei Stunden nicht.

Frage: Was können Sie nun noch tun?

Sie geben 1 Globulus Nux Vomica in ½ Glas Wasser, warten kurz, bis es sich aufgelöst hat, und rühren die Flüssigkeit 8- bis 12-mal kräftig um. Daraus nehmen Sie ¼ Teelöffel ein. Die Einnahme können Sie bei Bedarf wiederholen, bis Sie beschwerdefrei sind, es sei denn, es zeigen sich andere Symptome.

Fallbeispiel 2

Die Situation: Beim Sport knicken Sie unglücklich um und fallen dabei hin, wobei Sie sich auch noch an der Schulter verletzen. Am Fuß und an der Schulter bildet sich ein Bluterguss, und es treten Schmerzen auf. Alle verletzten Körperbereiche sind sehr berührungsempfindlich.

Frage: Welche Arznei nehmen Sie ein? Wie dosieren Sie die Arznei? Was müssen Sie noch bedenken?

So gehen Sie vor: Sie lesen bei den Diagnosepfaden »Verletzungen der weichen Gewebe« auf S. 138/139 und »Verletzungen der Gelenke und Knochen« auf S. 136/137 nach. Sie erfahren, dass Arnica und Rhus toxicodendron geeignete Arzneien sind, Sie informieren sich außerdem auf S. 28 f. und S. 49 f. Da Arnica jedoch die erste Wahl ist, nehmen Sie zunächst 1 Globulus dieses Homöopathikums ein. Falls die Beschwerden bestehen bleiben, können Sie dann noch 1 Globulus in ½ Glas Wasser auflösen und jeweils ¼ Teelöffel davon einnehmen. Um auszuschließen, dass eine ernste Verletzung vorliegt, ist außerdem eine ärztliche Abklärung notwendig.

Der weitere Verlauf: Zwei Tage später schmerzt die Schulter nicht mehr. Auch die Schwellung und der Bluterguss am Fuß sind zurückgegangen. Es fällt Ihnen auf, dass die Schmerzen im Fußgelenk besonders nachts ausgeprägt sind und Sie bedingt durch eine Unruhe nicht stillliegen können, sondern sich von einer Seite auf die andere drehen müssen. Morgens nach dem Aufstehen schmerzen besonders die ersten Schritte. Wenn Sie eine Weile gelaufen sind, bessern sich die Beschwerden.

Frage: Welche Arznei ist nun angezeigt? Wie nehmen Sie die Arznei ein?

Sie lesen erneut unter Arnica und Rhus toxicodendron nach und stellen fest, dass nun Rhus toxicodendron deutlichere Ähnlichkeitsbe-

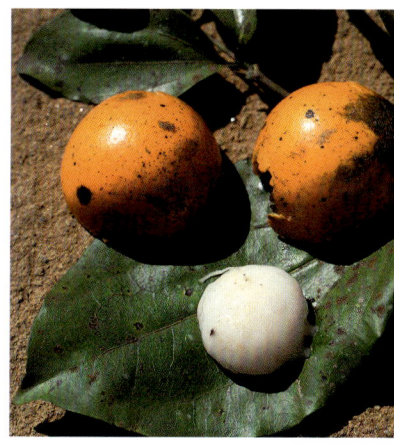

Magenprobleme mit Übelkeit und Reizbarkeit sind ein typischer Fall für die Arznei Nux vomica.

züge zu den verbliebenen Beschwerden hat. Jetzt nehmen Sie 1 Globulus Rhus toxicodendron. Bei Bedarf können Sie später noch 1 Globulus in ½ Glas Wasser auflösen und jeweils ¼ Teelöffel davon einnehmen.

Fallbeispiel 3

Die Situation: Ihr Kind ist an einem fieberhaften Infekt erkrankt. Das Fieber ist plötzlich aufgetreten, und Ihr Kind hat ein hochrotes Gesicht. Die Stirn fühlt sich heiß an, Hände und Füße sind jedoch kühl. In der Nacht spricht das Kind im Schlaf. Sie haben das Gefühl, dass es fantasiert.

Frage: Welches Arzneimittel geben Sie, und wie dosieren Sie es?
So gehen Sie vor: Auf S. 140/141 (Diagnosepfad »Fieber«) erfahren Sie, dass die Arznei Belladonna (siehe auch S. 30 f.) das richtige Mittel ist, weil das Kind nicht nur hohes Fieber hat, sondern auch einen roten, heißen Kopf sowie kühle Hände und Füße als Symptome aufweist. Das Fantasieren im Fieber bestätigt zudem, dass Belladonna hier Hilfe bietet. Sie geben dem Kind 1 Globulus und das Kind schläft ruhig.
Der weitere Verlauf: Nach ca. 3 Stunden werden Sie geweckt, weil das Kind wieder fantasiert.

Frage: Frage: Was tun Sie jetzt?
Sie vermuten, dass die Wirkung der Arznei »verbraucht ist« und lösen 1 Globulus Belladonna in einem Glas Wasser auf und geben dem Kind davon ½ Teelöffel. Diese Gabe können Sie bei Bedarf wiederholen, bis das Kind beschwerdefrei ist.

Fallbeispiel 4

Die Situation: Es ist Herbst und ein kalter, trockener Wind weht. Nach einem ausgedehnten Spaziergang am Nachmittag hustet Ihr fünf Jahre altes Kind in der Nacht und weckt Sie. Das Kind hat ein rotes Gesicht und Sie hören beim Atmen ein pfeifendes Geräusch. Das Kind ist ängstlich.

Frage: Welche Arznei geben Sie? Wie dosieren Sie die Arznei?
So gehen Sie vor: Sie schlagen den Diagnosepfad »Husten« auf S. 114/115 auf. Sie finden den Hinweis »Durch Aufenthalt in trockener, kalter Luft« und werden auf das Mittel Aconitum aufmerksam (siehe auch S. 26 f.). Sie geben dem Kind davon 1 Globulus. Nach

10 Minuten hat sich keine deutliche Besserung gezeigt, und deshalb geben Sie dann ½ Teelöffel aus der Auflösung 1 Globulus in ½ Glas Wasser (siehe S. 71). Nach zwei Gaben der Arznei bessert sich das Befinden deutlich, und das Kind schläft ruhig bis zum Morgen.

Der weitere Verlauf: Es fällt Ihnen auf, dass das Kind nach dem Trinken lange Zeit nicht hustet. Wenn Ihr Kind Ihnen etwas erzählt, tritt der Husten wieder stärker auf. Sie geben keine weitere Arznei, da die Beschwerden nur leicht sind. In der Nacht kommt es wieder zu Husten und Atemnot. Es ist 23 Uhr und Ihr Kind ist ängstlich.

Frage: Welche Arznei geben Sie nun Ihrem Kind? Wie dosieren Sie die Arznei?

Nachdem die Arznei Aconitum in der vorherigen Nacht so gut geholfen hat, könnte man sie wieder verabreichen. Das wäre im Prinzip kein Fehler, allerdings würde diese Arznei mit großer Wahrscheinlichkeit nun nicht mehr so gut oder auch gar nicht mehr wirken. Vom Arzneimittelbild passt sie nämlich nicht mehr so gut zu den Beschwerden. Dabei spielen auch die Beobachtungen, die Sie tagsüber gemacht haben, eine Rolle. Diese weisen nun auf Spongia (siehe S. 114/115 und S. 51) als besser passendes Mittel hin. Sie geben also 1 Globulus Spongia, oder Sie lösen 1 Globulus Spongia in ½ Glas Wasser auf und geben Ihrem Kind davon ½ Teelöffel. Bei Bedarf können Sie die Gabe wiederholen.

Da Ihr Kind noch nie solche Beschwerden wie in den letzten Nächten gehabt hat, gehen Sie zur Sicherheit zum Kinderarzt. Dieser wird Ihnen sagen, dass es sich um einen Pseudokruppanfall gehandelt hat, was Sie beim Lesen der S. 95 und S. 114/115 schon vermutet haben.

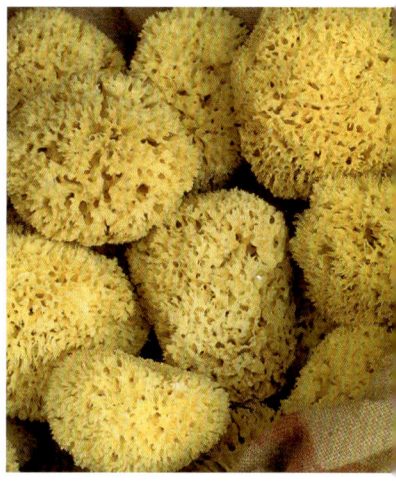

Die Arznei Spongia wird aus Meerschwamm gewonnen und erweist sich als besonders hilfreich gegen krampfartigen Husten.

Fallbeispiel 5

Die Situation: Sie waren am gestrigen Sonntag mit Freunden in der Stadt zum Bummeln. Es war sehr sonnig und heiß, und Sie haben in einem Eiscafé ein hausgemachtes Eis gegessen. Am Abend spüren Sie leichte Kopfschmerzen und haben ein hochrotes Gesicht.

Frage: Welches Arzneimittel kommt infrage, und wie dosieren Sie dieses?

So gehen Sie vor: Sie vermuten, dass die Kopfschmerzen durch die starke Sonneneinstrahlung ausgelöst wurde. Sie lesen beim Diagnosepfad »Kopfschmerzen« auf S. 106/107 und werden auf Belladonna aufmerksam. Sie nehmen 1 Globulus ein. Ihre Beschwerden verschwinden nach 10 Minuten, und Sie schlafen gut ein.

Der weitere Verlauf: Am nächsten Morgen erwachen Sie mit großer Übelkeit und müssen sich erbrechen. Sie fühlen sich sehr schwach und können nicht zur Arbeit gehen. Wegen eines wässrigen Durchfalls müssen Sie alle halbe Stunde zur Toilette gehen. Sie sehen blass aus und haben keine Ruhe. Trotz Ihrer Schwäche können Sie nicht still im Bett liegen, sondern wälzen sich hin und her. Manchmal müssen Sie vor lauter Unruhe wieder aufstehen. Sie haben Durst und trinken immer nur einen kleinen Schluck lauwarmes Wasser.

Frage: Was tun Sie jetzt? Welche Arznei wählen Sie aus?

Sie überlegen, was die Ursache für die im Vergleich zum gestrigen Abend ganz anderen Beschwerden sein könnte. Durch ein Telefonat erfahren Sie, dass es auch Ihren Freunden schlecht geht. Sie denken an die Möglichkeit, dass das Speiseeis Ihre Beschwerden ausgelöst haben könnte. In den Diagnosepfaden »Erbrechen« (S. 120/121) und »Durchfall« (S. 118/119) finden Sie Beschwerden durch verdorbene Speisen sowie verunreinigtes Wasser und gelangen zu den zwei Arzneimitteln Arsenicum album und Veratrum album. Sie lesen im Kapitel »32 wichtige Homöopathika« auf S. 29 f. und S. 53 nach und entscheiden dann, welches besser zu Ihrem Beschwerdebild passt. Die Unruhe und das Trinken in kleinen Schlucken weisen auf Arsenicum album. Sie stellen eine Arzneilösung (1 Globulus in ½ Glas Wasser) her und nehmen ½ Teelöffel voll ein. Nach jedem weiteren Stuhlgang rühren Sie die Arzneilösung kräftig durch und nehmen wieder ½ Teelöffel ein. Lassen Sie sich, auch wenn es Ihnen wieder gut geht, von Ihrem Arzt untersuchen.

Fallbeispiel 6

Die Situation: Ihr Kind ist ein Jahr alt und bekommt Zähne. Seit einigen Tagen schreit es mehr als gewohnt und erwacht auch häufig in der Nacht. Es fällt Ihnen auf, dass eine Seite des Gesichts gerötet ist. Der Stuhl ist dünn und hat eine grün-gelbe Farbe. Außerdem hat Ihr Kind einen wunden Po. Es möchte auf Ihrem Arm getragen werden. Dieses Herumtragen oder auch Wiegen beruhigt Ihr Kind.

Frage: Welche Arznei wählen Sie aus? Wie dosieren Sie das Mittel?

So gehen Sie vor: In den beiden Diagnosepfaden »Zahnschmerzen« (S. 112/113) und »Durchfall« (S. 118/119) finden Sie im Kasten »Zahnung der Kinder« das Arzneimittel Chamomilla. In der Arzneimittelbeschreibung im Kapitel »32 wichtige Homöopathika« erkennen Sie auf S. 34 f. die gute Ähnlichkeitsbeziehung. Sie stellen eine Lösung von 1 Globulus in 1/2 Glas Wasser her, die Sie maximal drei Tage verwenden können. Davon verabreichen Sie Ihrem Kind ½ Teelöffel.

Frage: Wie gehen Sie weiter vor?

Der weitere Verlauf: Da das Zahnen ein länger dauernder Prozess ist, müssen Sie damit rechnen, dass die Arzneigabe in Abständen wiederholt werden muss. Bessern sich die Beschwerden nicht, geben Sie Ihrem Kind am nächsten Tag nochmals von der Lösung, diesmal sogar 1 ganzen Teelöffel voll. Wiederholen Sie die Arzneigabe immer dann, wenn sich die Beschwerden verstärken.

Fallbeispiel 7

Die Situation: Sie fühlen sich seit drei Tagen unwohl. Ihr Kopf schmerzt, und die Augenlider sind schwer. Auch Ihre Glieder schmerzen. Sie fühlen sich müde und abgeschlagen. Sie messen Fieber und haben mit 38,5 °C erhöhte Temperatur. Es ist Ihnen außerdem aufgefallen, dass Sie größere Mengen Harn entleeren und zumindest Ihre Kopfschmerzen sich dabei für einige Zeit bessern.

Frage: Welche Arznei passt am besten?

So gehen Sie vor: Sie schlagen unter dem Diagnosepfad »Kopfschmerzen« (S. 106/107) und unter dem Diagnosepfad »Fieber« (S. 140/141) nach. Im Pfad »Kopfschmerzen« werden Sie nicht fündig. Im Pfad »Fieber« finden Sie die Beschreibung von »sich langsam entwickelndem, niedrigem Fieber« und den dabei auftretenden Gliederschmerzen. Sie werden auf das Arzneimittel Gelsemium verwiesen, das sich in der Arzneimittelbeschreibung im Kapitel »32 wichtige Homöopathika« (S. 40 f.) als geeignet erweist. Sie nehmen 5 Globuli ein, in der Meinung, dass dies die passende Dosierung sei.

Der weitere Verlauf: Fünf Minuten nach Einnahme der 5 Globuli spüren Sie den Kopfschmerz deutlich stärker, und Ihr Gesicht hat eine dunkelrote Farbe bekommen. Sie müssen sich hinlegen, da Sie sich sehr müde fühlen und Ihnen etwas schwindelig geworden ist. Auch das Sprechen fällt schwer. Drei Stunden später haben Sie das Gefühl, dass es Ihnen langsam wieder besser geht.

Frage: Wie erklären Sie sich, dass sich Ihr Zustand zunächst verschlechterte?

5 Globuli sind – vor allem bei empfindlichen Menschen – oft eine zu hohe Dosis. Dies erklärt, warum sich Ihr Befinden zunächst verschlechterte und erst nach drei Stunden Besserung eintrat.

Gesundheit aus ganzheitlicher Sicht

Die Homöopathie ist eine ganzheitlich ausgerichtete Lehre, die Geist, Körper und Seele als Einheit betrachtet. Deshalb spielt die Art und Weise, wie die Menschen ihr Alltagsleben gestalten – was sie essen, wie viel sie sich bewegen, wie sie schlafen und welche zwischenmenschlichen Beziehungen sie pflegen –, für Homöopathen von jeher eine zentrale Rolle. So war es dem Homöopathie-Nestor Samuel Hahnemann selbst durchaus bewusst, dass der Zustand der Krankheit beziehungsweise Gesundheit von zahlreichen Faktoren bestimmt wird, denen ebenso Beachtung geschenkt werden muss wie der Auswahl eines passenden Homöopathikums. Um die Genesung zu fördern, empfahl Hahnemann beispielsweise bei akuten Krankheiten wie Fieber, den Bedürfnissen des Patienten zu folgen und einem etwaigen Verlangen nach kühlen oder warmen Getränken nachzukommen. Weiter schreibt er in seinem Buch »Organon der Heilkunst«: »Eben so muß auch in acuten Krankheiten die Temperatur des Zimmers und die Wärme oder Kühle der Bedeckungen, ganz nach dem Wunsche des Kranken eingerichtet werden. Alle geistigen Anstrengungen, so wie alle Gemüths-Erschütterungen, sind von ihm entfernt zu halten.«

Die seelische Befindlichkeit der Menschen zu stabilisieren, hat in der Homöopathie einen besonders hohen Stellenwert. Beständiger Kummer, Sorgen oder anhaltende Demütigungen waren für Samuel Hahnemann die schlimmsten Auslöser für chronische Erkrankungen. Deshalb riet er stets, so weit wie möglich auf das soziale Umfeld der Menschen einzuwirken, um dort negative Einflüsse zu verringern. Doch auch zum Thema Ernährung und zur Frage ausreichender Bewegung gab er klare Anleitungen. So empfahl er, den Konsum von Wein auf Festtage zu beschränken und auch ansonsten äußerst maßvoll mit Genussmitteln umzugehen. Regelmäßige körperliche Aktivität gehörte für den Begründer der Homöopathie ebenfalls zum Programm der allgemeinen Gesundheitsvorsorge, wie das folgende Zitat deutlich macht: »Die Klasse von Menschen, welche nicht von Körper-Anstrengung, sondern mit feinen Arbeiten im Zimmer, gewöhnlich sitzend, sich beschäftigt, muß bei der Kur mehr zum Gehen in freier Luft angehalten werden, ohne deshalb ihre Geschäfte gänzlich bei Seite zu setzen.«

Zwar hat sich an der Art, wie Gesundheitstipps formuliert werden, seit Hahnemanns Zeit einiges geändert – nicht aber an deren Inhalten. Und auch nicht an der Tatsache, dass die Einhaltung der Vorsorgeempfehlungen der eigenen Verantwortung unterliegt. Sie haben es also selbst in der Hand. Sie können die Faktoren Ihrer Lebensführung selbst bestimmen und durch Ihr Verhalten und Ihre Einstellung wesentlich dazu beitragen, fit und gesund zu bleiben! Hier unsere Tipps zur gesunden Lebens- und Ernährungsweise:

Ernährung

Essen Sie reichlich Gemüse und Obst

»An apple a day keeps the doctor away.« Ein Apfel täglich hält den Doktor fern. Eigentlich gilt dieses Sprichwort für fast alle Obst- und Gemüsesorten. In ihnen steckt eine ungeheure Vielfalt wertvoller bioaktiver Substanzen, die wichtig für unsere Gesundheit sind. Die

Obst und Gemüse sind vitalstoffreiche Lebensmittel und dürfen in der täglichen Kost nicht fehlen.

Wissenschaft geht von ungefähr 6000 bis 8000 Stoffen in Pflanzenkost aus, und alle haben im Körper spezielle Wirkungen und Aufgaben. Den Apfel z. B. zeichnen neben einem hohen Gehalt an verschiedenen Vitaminen und Mineralstoffen besonders die sogenannten Pektine aus. Diese Zuckermoleküle sind in der Lage, Giftstoffe an sich zu binden und den Organismus davon zu reinigen. Am besten kaufen Sie Ihr Obst und Ge-

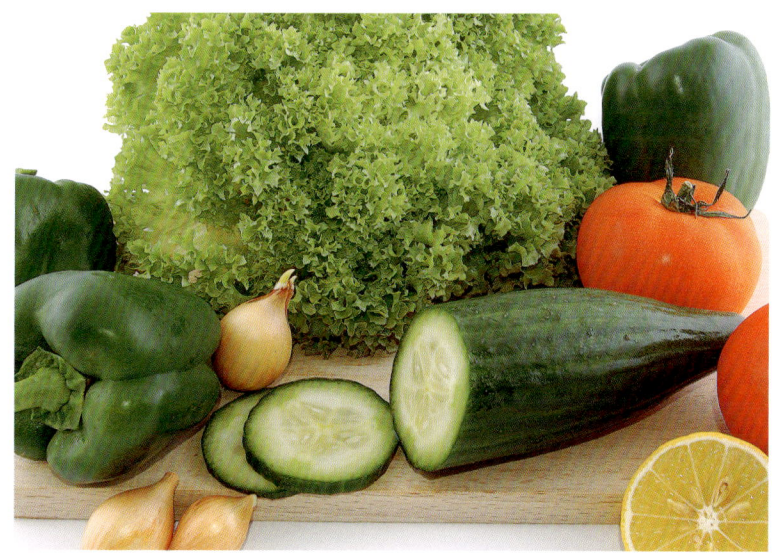

müse auf dem Biomarkt und wählen es nach dem »Ampelprinzip« aus. Das heißt, Sie essen täglich rote, gelbe und grüne Obst- und Gemüsesorten – dadurch erhalten Sie die Vielfalt der unzähligen Biobausteine.

Verzehren Sie regelmäßig Seefisch und mageres Fleisch

Leider sind durch Raubbau und Überdüngung manche wertvollen Vitalstoffe in den Böden weitgehend verloren gegangen, so etwa Zink, Selen oder Jod. In diesem Fall ist es nötig, auf tierische Nahrungsmittel zurückzugreifen, allen voran Seefisch und Meeresfrüchte, die durch den hohen Gehalt an wichtigen Spurenelementen und Mineralstoffen, aber auch an wertvollem Eiweiß großen gesundheitlichen Nutzen aufweisen. Mageres Fleisch, z. B. von Rind, Kalb oder Lamm sowie Geflügel bergen ebenfalls wichtige Gesundheitsstoffe. So ist beispielsweise das für die Blutbildung so wichtige Eisen in Fleisch viel reichhaltiger vorhanden als in Pflanzenkost. Nach ernährungswissenschaftlichen Empfehlungen sollte ein- bis zweimal Seefisch und ein- bis zweimal eine Portion Fleisch auf Ihrem wöchentlichen Speiseplan stehen. Wollen Sie und Ihre Familie sich lieber vegetarisch ernähren, sollten Sie mit Ihrem Arzt oder einer Ernährungsberaterin absprechen, wie Sie den Bedarf an wichtigen Vitalstoffen decken können.

Genießen Sie Milch- und Vollkornprodukte

Im Rahmen einer vollwertigen und ausgewogenen Ernährung haben Milchprodukte wie Joghurt, Kefir, Quark oder Buttermilch sowie Getreideprodukte wie Vollkornbrot, Müsli, Vollkornreis und -nudeln große Bedeutung. So enthält beispielsweise Joghurt neben Kalzium und anderen Mineralstoffen wichtige Bakterien, welche die Darmflora stärken und die Verdauung unterstützen. Vollkornprodukte zeichnen sich durch einen hohen Gehalt an Vitaminen und Mineralstoffen sowie Ballaststoffen aus, die ebenfalls für eine gesunde Verdauung nötig sind.

Verzichten Sie weitgehend auf Konservenkost

Frische, naturbelassene Nahrung ist wesentlich gesünder als Konservenkost. Trotzdem neigen in unserer hektischen, von Zeitmangel beherrschten Konsumgesellschaft viele Menschen dazu, »schnell mal eine Dose aufzumachen«, statt sich Zeit für den bewussten Einkauf und die Zubereitung frischer Lebensmittel zu nehmen. Natürlich ist es nicht tragisch, hin und wieder einmal, wenn's schnell gehen muss, ein Fertiggericht zu konsumieren (zumal es heute auch sehr gute Tiefkühlgerichte gibt, in denen wichtige Inhaltsstoffe durch eine moderne Kühltechnik erhalten bleiben). Allerdings sollten Sie und Ihre Familie nicht darauf verzichten, regelmäßig zu kochen und gemeinsam zu essen. Sie pflegen damit ja auch ein wichtiges und wunderbares Ritual, das Sie verbindet und Ihre Gemeinschaft stärkt!

Sparen Sie Fett, Salz und Zucker

Schokolade, Bonbons, Chips und Cracker: So verlockend die süßen oder salzigen Naschereien sind, bergen sie doch – bei übermäßigem Konsum – das Risiko, Ihrem Körper Schaden zuzufügen. Vor allem der hohe Gehalt an Zucker in Süßigkeiten sowie versteckte Fette können den Stoffwechsel beeinträchtigen und zu Übergewicht führen. Sehr viel Salz und Fett verbergen sich im Übrigen auch in vielen Wurstsorten, weshalb Sie solche Lebensmittel ebenfalls sparsam konsumieren sollten.

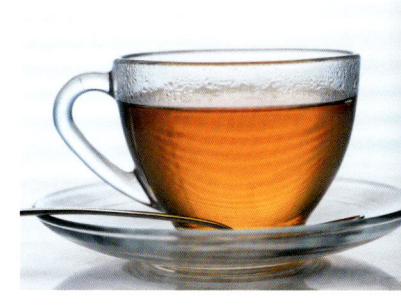

Trinken ist wichtig – am besten Kräutertees und Mineralwasser.

Trinken Sie reichlich

Nehmen Sie jeden Tag mindestens zwei bis drei Liter Flüssigkeit zu sich, am besten Mineralwasser, verdünnte Fruchtsäfte oder Kräutertees. Das kostbare Nass hält Haut und Bindegewebe geschmeidig, verbessert die Fließeigenschaften des Blutes, schwemmt Schlackenstoffe aus und regt den Kreislauf an. Vorsicht mit Kaffee und Alkohol! Halten Sie sich an Samuel Hahnemanns Empfehlungen und konsumieren Sie diese Genussmittel mit Zurückhaltung.

Bewegung

Gehen Sie jeden Tag raus an die frische Luft

Egal, ob es draußen stürmt, regnet oder schneit: Auf einen täglichen Spaziergang von mindestens einer halben Stunde sollten Sie nicht verzichten. Mit der richtigen Kleidung und angemessenem Schuhwerk kann Ihnen auch das schlechteste Wetter nichts anhaben. Sie tanken Sauerstoff, aktivieren Ihre Muskeln, bringen Ihren Kreislauf in Schwung und lassen in der Natur zudem noch Ihre Seele baumeln.

Treiben Sie Sport

Menschen, die regelmäßig eine Sportart ausüben, tun ihrem Organismus sehr viel Gutes, weil körperliche Aktivität, die über das normale Maß alltäglicher Bewegung hinausgeht, eine wichtige Vorbeugemaßnahme vor Krankheit und vorzeitiger Alterung ist. Tennis,

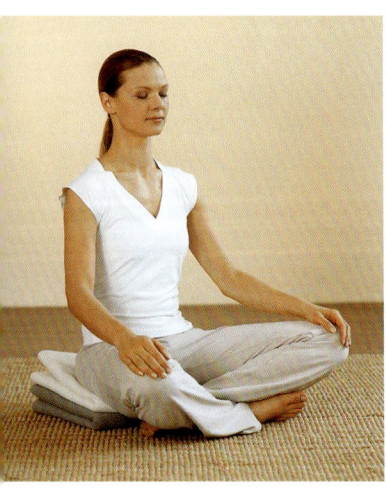

Yoga ist eine sehr intensive und wirksame Form der Entspannung.

Fußball, Fitnesstraining, Laufen, Biken, Skaten, Schwimmen, Skifahren: Das Angebot sportlicher Aktivitäten ist heute enorm groß und hält bestimmt auch für Sie etwas bereit!

Entspannung

Machen Sie öfter mal Pause

Gehören Sie zu den Menschen, die so häufig »gestresst« sind, nicht abschalten und zur Ruhe kommen können? Bei denen sich die Termine überschlagen und manchmal alles aus dem Ruder zu laufen droht? Dann sind Sie nicht allein. Denn vielen Erwachsenen, aber auch zunehmend Kindern geht in unserem hektischen Medienzeitalter die Fähigkeit zu innerer Ausgeglichenheit und Harmonie immer mehr verloren. Dabei ist ein strukturierter Alltag mit einem regelmäßigen Wechsel von Aktivitäts- und Ruhephasen für Gesundheit und Wohlbefinden von ausschlaggebender Bedeutung. Lernen Sie also wieder, Pause zu machen, sich an jedem Tag mehrmals eine kleine Auszeit zu geben. Oft reichen nur fünf bis zehn Minuten, in denen Sie bewusst abschalten: am Fenster tief durchatmen, einen kurzen Spaziergang unternehmen, schöne Musik hören, etwas lesen oder einfach nur die Augen schließen und in Ihre innere Welt einkehren.

Achten Sie auf ausreichend Schlaf

Im Schlaf regeneriert sich sowohl unser Körper als auch unser Geist. In der Nachtzeit finden unzählige Vorgänge im Organismus statt, die für seine Gesunderhaltung von größter Bedeutung sind. Deshalb sollten Sie sich ausreichend Schlaf gönnen und auf regelmäßige Zeiten beim Zubettgehen und Aufstehen achten. Das Schlafbedürfnis ist individuell verschieden – die einen brauchen mindestens acht Stunden Schlaf, andere kommen mit nur sechs Stunden aus. Wichtig ist, dass Sie sich am nächsten Tag ausgeruht fühlen und konzentriert Ihrer Arbeit nachgehen können. Falls Sie – wie so viele Menschen – unter notorischen Schlafproblemen leiden sollten, forschen Sie nach deren Ursache und zögern Sie auch nicht, zum Arzt und/oder Homöopathen zu gehen!

Harmonische Beziehungen

Zeigen Sie sich offen, freundlich und tolerant

Im Zeitalter hoher Scheidungsraten, auseinanderfallender Familien und einer ausgeprägten Singlekultur scheinen immer mehr Menschen Schwierigkeiten zu haben, gut miteinander auszukommen. Wie negativ sich eine zwischenmenschliche Disharmonie auf die Gesundheit auswirken kann, hat schon Samuel Hahnemann bewegt. Oft sind es aber viel mehr die alltäglichen Kleinigkeiten als die großen Krisen, die zum Dauerstreit führen und die Atmosphäre vergiften. Dabei könnte mit ein bisschen mehr Toleranz, Freundlichkeit und gegenseitiger Achtung das Klima in Beziehungen – sei es im Job, in der Partnerschaft oder in der Familie – erheblich verbessert werden. Machen Sie doch einfach den Anfang! Widmen Sie Ihrem Partner bewusst mehr Aufmerksamkeit, fragen Sie ihn nach seinen Gedanken, hören Sie ihm zu. Nehmen Sie sich Zeit für Ihre Kinder, unternehmen Sie gemeinsam etwas, was Ihnen allen Spaß macht. Sie können auch außerhalb des engeren Familienkreises eine positive Haltung zu anderen Menschen einnehmen, beispielsweise indem Sie ein Lob für Ihren Kollegen bereithalten, der alten Dame in der Straßenbahn ein Lächeln schenken, mit der Zeitungsverkäuferin ein paar nette Worte wechseln.

Es sind oft nur kurze Momente, kleine Gesten, aber sie können Wunder bewirken, eine positive Atmosphäre schaffen und die Beziehung zu Ihren Mitmenschen grundlegend ändern!

Entschärfen Sie negative Gefühle

Mal ehrlich: Sind Sie nicht auch schon einmal »ausgerastet«, haben getobt, gebrüllt, geweint oder gezankt, obwohl es die Sache überhaupt nicht wert war? Unangemessene Gefühlsausbrüche können – wenn sie gehäuft auftreten – zu gefährlichen Stressfaktoren für den Menschen werden, weil sie den Organismus in Aufruhr bringen. Überprüfen Sie sich deshalb kritisch: Ist die Auseinandersetzung wirklich wichtig? Sind meine Reaktionen angemessen? Gibt es andere Lösungsmöglichkeiten, die meine negativen Empfindungen verschwinden lassen? Das heißt natürlich nicht, dass Sie »alles mit sich machen lassen« und jedem Konflikt aus dem Weg gehen sollen. Überall, wo sich Menschen zusammenfinden, gibt es naturgemäß auch Auseinandersetzungen und Streit. Allerdings lässt sich jeder Disput mit ein wenig gutem Willen auch konstruktiv führen, z. B., indem man die eigenen Ansichten wie auch die seines Gegenübers wirklich ernst nimmt und Verständnis zeigt. Oft entwickelt sich aus solch einer Haltung eine Kompromissbereitschaft, und es ergeben sich Lösungen, an die Sie vorher noch gar nicht gedacht haben! Eine Situation, in der es keine Verlierer, sondern unterm Strich nur Gewinner gibt.

Sachregister

Beschwerden und Krankheiten

Homöopathische Arzneimittel

Adressen

BKHD e.V. (Bund Klassischer Homöopathen Deutschlands)
Schäftlarnstraße 162
81371 München
Tel.: 0 89 / 20 33 26 01
info@bkhd.de
www.bkhd.de

DGKH e.V. (Deutsche Gesellschaft für Klassische Homöopathie)
Saubsdorfer Straße 9
86807 Buchloe
Tel.: 0 82 41 / 91 16 80
Fax: 0 82 41 / 91 17 02
info@dgkh-homoeopathie.de
www.dgkh-homoeopathie.de

DZVhÄ e.V. (Deutscher Zentralverein homöopathischer Ärzte)
Am Hofgarten 5
53113 Bonn
Tel.: 02 28 / 2 42 53 30
Fax: 02 28 / 2 42 53 31
dzvhae@aol.com
www.dzv.de

Literatur

Dingler, Amalie (Hrsg.):
Homöopathische Reiseapotheke.
Werner Dingler Verlag, Konstanz

Hahnemann, Samuel: Die chronischen Krankheiten: Ihre eigentümliche Natur und homöopathische Heilung. Unveränd. Nachdruck der Ausgabe letzter Hand (1835). Haug Verlag, Heidelberg, 1991

Hahnemann, Samuel: Organon der Heilkunst. Textkritische Ausgabe der sechsten Auflage. Haug Verlag, Heidelberg, 1999

Schmidt, Josef M.: Taschenatlas Homöopathie in Wort und Bild: Grundlagen, Methodik und Geschichte. Haug Verlag, Heidelberg, 2001

Wischner, Matthias: Was ist Homöopathie? KVC Verlag (Karl und Veronica Carstens-Stiftung), Essen, 2003

Die Autoren

Roger Rissel ist ausgebildeter Heilpraktiker und Homöopath, seit mehreren Jahren selbstständig in der Praxis. Als stellvertretender Vorsitzender der DGKH setzt er sich mit vielen Fragestellungen zur Homöopathie auseinander. In Seminaren und Fortbildungen gibt er seine Erfahrungen und Kenntnisse an Fachleute und interessierte Laien weiter.

Dr. Heike Kovács ist Ärztin und arbeitet als Journalistin. Sie hat bereits zahlreiche Ratgeber veröffentlicht, ist als Moderatorin von Wissenschaftstagungen tätig und tritt als Expertin für Gesundheitsfragen regelmäßig im Bayerischen Fernsehen auf.

Bibliographische Information der Deutschen Bibliothek

Die Deutsche Bibliothek verzeichnet diese Publikation in der Deutschen Nationalbibliographie; detaillierte bibliographische Daten sind im Internet über http://dnb.ddb.de abrufbar.

BLV Buchverlag GmbH & Co. KG
80797 München

© 2008 BLV Buchverlag GmbH & Co. KG, München

Bildnachweis

A1pix: S. 57
Besendorfer, Eva: S. 4/5, 15
Bildmaschine (Michaela Begsteiger): S. 1
Biosphoto: S. 37
Boethling, Joerg/agenda: S. 149
F1online: S. 9
Fotofinder (Annette Falck/Jump): S. 7
Fotolia (Bilderbox): S. 56
Hart, Sammy: S. 156
Homöopathisches Labor Gudjons (www.gudjons.com): S. 34
Deutsches Historisches Museum Ingolstadt: S. 10
Irisblende: S. 8, 54
jump: S. 69
Kracke, Susanne: S. 74
Panthermedia: S. 13, 28, 43, 68
Reinhard Tierfoto: S. 2/3, 17, 24, 30, 33, 38, 45, 48, 50, 147
Shutterstock: S. 62, 155

Umschlaggestaltung:fuchs_design, München
Umschlagfotos:
Vorderseite: jumpfoto
Rückseite: Reinhard Tierfoto
Lektorat: Dr. Eva Dempewolf, Starnberg/Manuela Stern
Herstellung: Angelika Tröger
Layoutkonzept Innenteil: Sabine Fuchs, fuchs_design, München
Layout und Satz: Uhl + Massopust GmbH, Aalen

Gedruckt auf chlorfrei gebleichtem Papier

Printed in Germany
ISBN 978-3-8354-0310-9

Hinweis

Das vorliegende Buch wurde sorgfältig erarbeitet. Dennoch erfolgen alle Angaben ohne Gewähr. Weder Autor noch Verlag können für eventuelle Nachteile oder Schäden, die aus den im Buch vorgestellten Informationen resultieren, eine Haftung übernehmen.

Eine kleine Auswahl aus unserem großen Programm

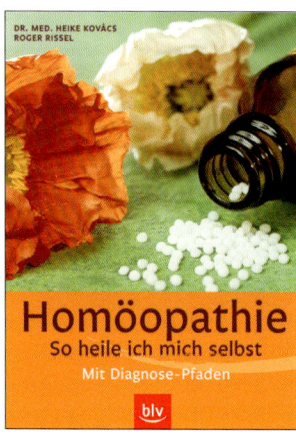

Dr. med. Heike Kovács/Roger Rissel
**Homöopathie –
So heile ich mich selbst**
Zur Selbstbehandlung mit Homöopathie – das Hausbuch für die ganze Familie: häufige Erkrankungen vollständig ausheilen; ganz einfach: ausgehend vom Symptom per Diagnose-Pfad das richtige Mittel finden.
ISBN 978-3-8354-0310-9

Dr. med. Cornelia Raab
TCM für Einsteiger
Zur Entspannung und gegen Alltagsbeschwerden: alle fünf TCM-Behandlungsarten in einem Buch – ein leichter Einstieg in alle Therapien; Grundlagen und Wirkung der Traditionellen Chinesischen Medizin.
ISBN 978-3-8354-0386-4

Hans H. Rhyner
Ayurveda für Einsteiger
Für den Alltag: die Grundlagen der ältesten überlieferten Heilkunst; einfache Behandlungen, auch für Einsteiger leicht selbst durchführbar; Ernährung, Gesundheitspflege, Selbstbehandlung häufiger Beschwerden.
ISBN 978-3-8354-0249-2

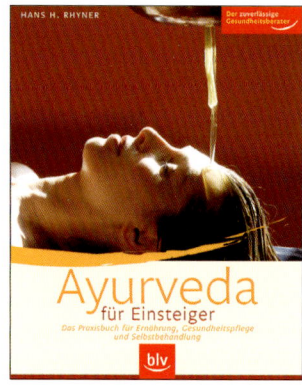

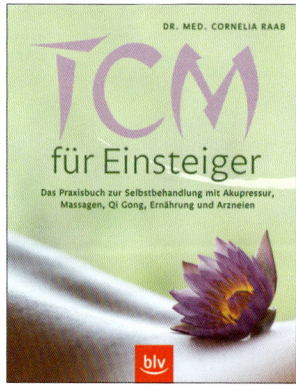

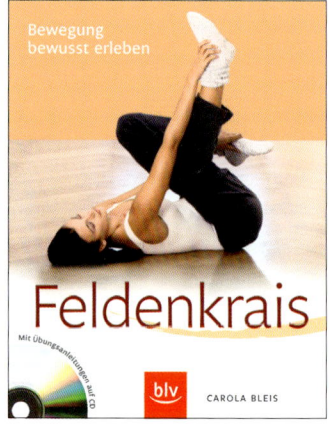

Xiaoheng He
Akupressur für Einsteiger
Einfach, effektiv und ohne Nebenwirkungen: Alltagsbeschwerden von A bis Z mit sanftem Fingerdruck selbst behandeln; Extra: 4 Kurzprogramme für Anti-Aging, Immunstärke, Raucherentwöhnung und innere Harmonie.
ISBN 978-3-8354-0251-5

Valeria Füchtner/Helga Petres
Kinesiologie
Die ideale Kombination aus Grundlagen der Traditionellen Chinesischen Medizin mit Ergebnissen neuester Stress- und Gehirnforschung: einfache Übungen zur sanften Selbstbehandlung, die den Energiefluss im Körper angeregen, Blockaden lösen und die Selbstheilungskräfte aktivieren.
ISBN 978-3-8354-0250-8